Web 動画付録
ユーザー ID &パスワード

Web 動画の視聴に必要なユーザー ID とパスワードは，こちらに記載されております．シール（銀色部分）を削ってご覧ください．

【注意事項】

Web 動画への利用ライセンスは，本書 1 冊につき 1 つ，個人所有者 1 名に対して与えられるものです．第三者へのユーザー ID，パスワードの提供・開示は固く禁じます．また，図書館・図書施設など複数人の利用を前提とする場合は，本 Web 動画を利用することができません．

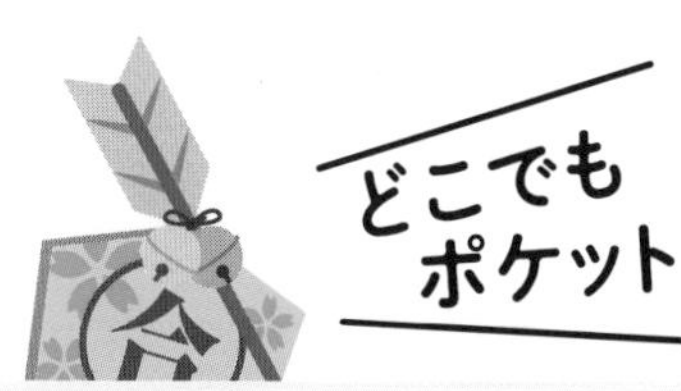

どこでも
ポケット

スタンダード

鍼灸
国試対策

下巻

120分
講義
Web動画
付き

編集　医療系国試対策研究会

HUMAN PRESS

国家試験の勉強法

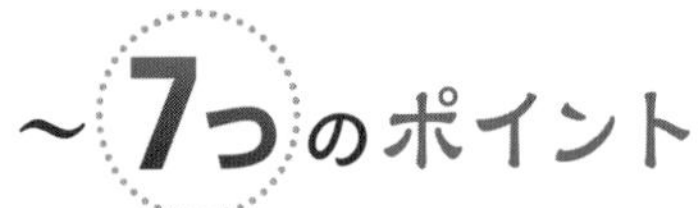

ポイント1：得意な勉強法は人それぞれ

勉強の方法に関する多くの書籍が出版され，「書いて覚える」「読んで覚える」「見て覚える」「聞いて覚える」など，いろいろな勉強方法が紹介されていますが，どの勉強法がよいのでしょうか．さまざまな書籍のお勧め勉強法，どの方法が正解なのか悩みますよね．ですが，悩んでも意味がありません．得意な暗記法は，人によって異なるからです．筆記による暗記が得意な人，視覚による暗記が得意な人など多種多様です．つまり，自分の得意な暗記法を知るには，実際にいろいろな暗記法を試し，自分に合った勉強法を探す必要があるのです．

ポイント2：「声に出す勉強」を組み合わせる

どの勉強法を選択したとしても，「声に出す勉強」を組み合わせることを強くお勧めします．「声に出す勉強」は，ほかのどの暗記法とも組み合わせることが可能で，さらに声出すことによって雑念が払われて集中力が上がります．黙って勉強をしていると，頭でいろいろ考えて集中が途切れるような人は，ぜひ「声に出す勉強」との組み合わせを試してください．この方法は，集中力を高める最も簡単で最も効果的な方法です．

ポイント 3：暗記のコツは反復

学生から勉強に関する相談で多いのが，「暗記が苦手で，10 回 15 回と繰り返しても覚えられません」というものです．何が悪いと思いますか？　これは，単純に反復の回数が 10 回や 15 回では足りていないのです．つまり，みなさんが頑張ったと思っている反復の回数では，まったく足りないのです．英単語の暗記などでは，最低 1 単語につき 500 回は繰り返す必要があるようですが，それでも時間がたつとその単語を忘れてしまうことが多いです．10～15 回では，明らかに反復の回数が足りていません．ただし，柔道整復師国家試験に関する内容は日本語ですから，英単語のように 500 回もの反復は必要ありませんが，最低でも 30 回以上の反復を行い，それでも暗記できなければそれ以上の反復が必要です．これだけ反復を繰り返したとしても，時間が経つと忘れます．その時は，また暗記を繰り返してください．「覚えては忘れ，忘れては覚え」を繰り返すうちに，覚えるために必要な反復の回数が減り，忘れるまでの時間が延び，最終的に知識として定着するのです．あきらめずに反復してください．

ポイント 4：インプット型とアウトプット型の勉強を行う

医学用語をノートに 10 回書く勉強が「インプット型」の勉強に相当します．このインプット型の勉強だけで満足している人がいるのではないでしょうか．インプット型の勉強は脳に知識を入れる勉強ですが，インプット型の勉強だけでは知識を脳から取り出すことができません．知識を取り出すことは，別の能力になるため，これも訓練する必要があります．逆に知識を取り出す勉強が「アウトプット型」になりますが，「白紙に暗記した内容を書き出す」や「チェックペン（赤色シート）を用いる」などが，これに相当します．インプット型の勉強とアウトプット型の勉強の両方を必ず行ってください．

ポイント5：勉強時間の目安

どのくらい勉強すると合格できるか，気になりますよね．私の指導経験に基づく目安ですが，集中した100時間の勉強に対して2～4%点数が上昇するようです．一般問題200問で考えると，100時間の勉強に対して4～8点の点数上昇になります．つまり，4月の段階で一般問題200問の得点が80点の人は，合格ライン120点に対して40点足りないので，500～1,000時間の勉強が必要になります．一般問題200問中80～100点が，4月段階の平均的な受験生の得点力になりますので，このケースにあてはまる人が多いかと思います．「ポイント6」で詳細は述べますが，500～1,000時間の勉強時間を確保するには5カ月から10カ月も必要になります．学校の先生から3年の4月には本格的に国家試験勉強を始めないと合格が厳しいと指導されるのはこのためです．現在の得点力を過去問や模擬試験などから知り，合格点に達するのに必要な勉強時間の目安を割り出しましょう．ちなみに，100時間の勉強時間に学校の授業時間を含んではいけません．

ポイント6：隙間時間に勉強

1カ月の間，毎日3～4時間の勉強をすると約100時間の勉強時間になります．実際には勉強を休む日があると思いますので，1日あたりの勉強時間は，さらに増えるのではないでしょうか.「ポイント5」であげた現在の得点力 80 点の人であれば，合格点に達するのに 5〜10 カ月かかる計算になります．受験生であれば，最低でも1日あたり 3〜4 時間は勉強時間を確保することが必要ですが，勉強時間を確保するのにお勧めなのが，通学やトイレなどの隙間時間の有効活用です．これらの隙間時間を利用すれば，すぐに1時間ぐらいの時間がつくれ，机に座って勉強する時間を減らすことができます．いろいろと工夫して，毎日 3 時間以上の勉強時間を確保しましょう．

ポイント 7：作業をやめて勉強を

「教科書をノートにきれいにまとめる」は作業であり，勉強している気になっているだけで，実際は学習効果が低い勉強法です．現在，さまざまな国家試験対策関連書が出版されており，自分でまとめる必要はまったくありません．もし，その書籍に不足する情報があれば，書き込めばよいのです．まとめる時間があれば，内容を暗記する時間にするべきです．そのような時間があるのであれば，ノートに用語を 30 回なぐり書きしてください．これが勉強です．

執筆者一覧

井手　貴治　東亜大学 人間科学部 教授（歯科医師）
片岡　綾子　薬剤師 博士（薬学）
稲田　　久　横浜医療専門学校 鍼灸科学科長（鍼灸師）
山﨑　康平　鍼灸師，あん摩マッサージ指圧師
堀之内貴一　福岡天神医療リハビリ専門学校 鍼灸学科長（鍼灸師）
近藤　史生　紺堂はりきゅうつぼ治療院 院長（鍼灸師）
林田　弥子　鍼灸こひろ治療院 院長（鍼灸師）
德江　謙太　日本医学柔整鍼灸専門学校（鍼灸師，柔道整復師）
川上　智史　桐生大学 医療保健学部 准教授（臨床検査技師）
小笠原史明　医療系国家試験対策研究会 柔整コース長（柔道整復師）
工藤早栄子　吉野内科・神経内科医院 リハビリテーション科（理学療法士）
若月　康次　東海医療科学専門学校（柔道整復師）
馬場　泰行　新潟柔整専門学校 副学科長（柔道整復師，鍼灸師）
田中　輝男　九州大学 名誉教授（歯科医師，薬剤師）
正木　基之　横浜医療専門学校（鍼灸師科）
北村　　菜　横浜医療専門学校（鍼灸師科）
早野　大孝　福岡天神医療リハビリ専門学校（鍼灸師）
皆川　　剛　皆川鍼灸マッサージ療院 院長（鍼灸師）
牛島健太郎　山陽小野田市立山口東京理科大学 薬学部 教授（薬剤師）
鶴留　優也　山陽小野田市立山口東京理科大学 薬学部 助教（薬剤師）

本書の特徴と使い方

本書は，鍼灸師国家試験の出題基準に準拠し，過去に出題された内容と今後に出題が予想される内容の要点を短文にまとめ，効率よく学習ができるよう作成しております．国家試験の対策をこれから始める人や，国家試験直前の知識の総復習に適しております．国家試験に合格するためには必要な内容となりますので，完璧に暗記できるよう何度も繰り返し学習してください．

十分に理解し，記憶に定着したらチェックボックスにチェックを入れましょう

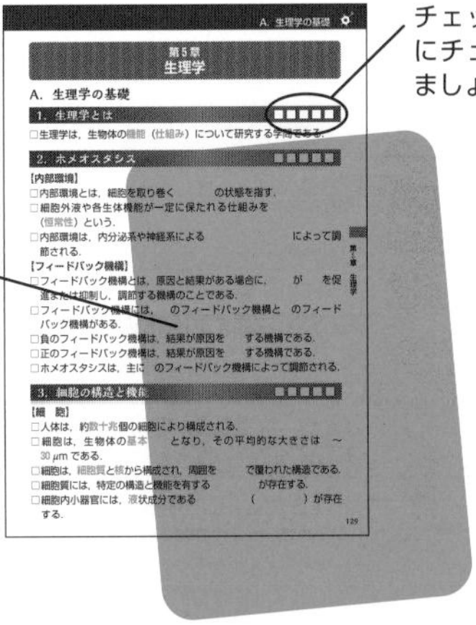

文章の内容を暗記した後，赤シートを利用して赤字の重要語句を隠して問題にチャレンジしてください

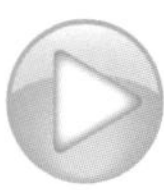

Web 動画の視聴方法

本書では，専用サイトで各項目に関連した Web 動画を視聴できます．PC（Windows/Macintosh），iPad/iPhone，Android 端末からご覧いただけます．以下の手順にて専用サイトにアクセスしてご覧ください．

利用手順

1 ヒューマン・プレスのホームページにアクセス

https://human-press.jp

ヒューマン・プレス　検索

2 ホームページ内の「国試対策 Web 動画」バナーをクリック

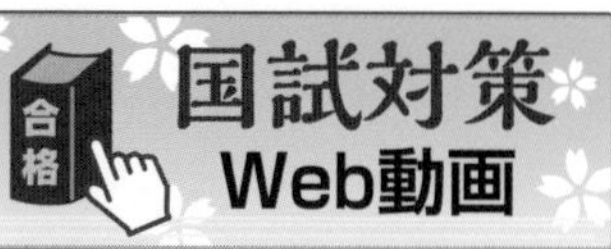

❸ ユーザ登録

▶「ユーザ登録説明・利用同意」に同意していただき，お名前・メールアドレス・パスワードをご入力ください．

▶ご入力後，登録いただきましたメールアドレスに「ユーザ登録のご確認」のメールが届きます．メール内のURLにアクセスしていただけると，ユーザ登録完了となります．

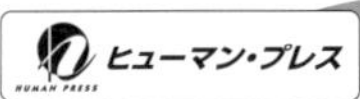

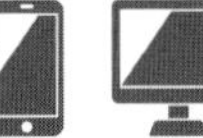

❹ Web動画を視聴する

▶ご登録いただきましたメールアドレスとパスワードでログインしてください．

▶ログインしていただくと「Web動画付き書籍一覧」の画面となりますので，ご購入いただきました書籍の「動画閲覧ページへ」をクリックしてください．

▶ユーザIDとパスワードは，表紙裏のシール（銀色部分）を削ると記載されています．入力画面にユーザIDとパスワードを入力し，「動画を閲覧する」をクリックすると，動画の目次が立ち上がりますので，項目を選んで視聴してください．

※ユーザID・パスワードにつきましては，1度入力しますとログイン中のユーザ情報を使用履歴として保持いたしますので，別のユーザ情報でログインした場合には動画の閲覧はできなくなります．入力の際には十分ご注意ください．

※Web動画閲覧の際の通信料についてはユーザ負担となりますので，予めご了承ください（WiFi環境を推奨いたします）．

※配信される動画は予告なしに変更・修正が行われることがあります．また，予告なしに配信を停止することもありますのでご了承ください．なお，動画は書籍の付録のためユーザサポートの対象外とさせていただいております．

Contents

第9章　リハビリテーション医学

第10章　東洋医学概論

第11章　経絡経穴概論

第 12 章　東洋医学臨床論

第 13 章　はり理論

第 14 章　きゅう理論

スタンダード 鍼灸国試対策 下巻

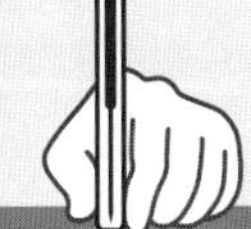
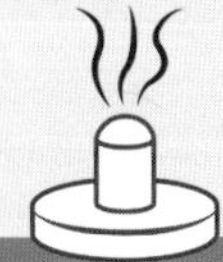

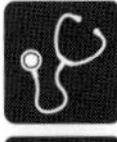
第 7 章　臨床医学総論

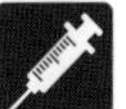
第 8 章　臨床医学各論

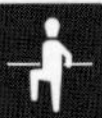
第 9 章　リハビリテーション医学

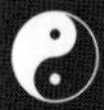
第 10 章　東洋医学概論

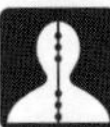
第 11 章　経絡経穴概論

第 12 章　東洋医学臨床論

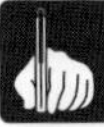
第 13 章　はり理論

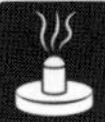
第 14 章　きゅう理論

第7章
臨床医学総論

A. 診察法

1. 概　要　□□□□□

□診察とは，患者が抱える精神的および肉体的な異常をさまざまな手法によって調べ，的確に把握し，適切な処置を施すための根拠を得る医療行為である.

□診察は，医療面接→他覚的所見の観察→臨床検査→診断・鑑別診断→治療→経過観察という手順で行われる.

□診察で得られた所見は，そのつど診療録（病歴，カルテ）に記録し，個人情報が関係者以外に漏れないように注意して管理する.

□患者の病態・疾患の今後の医学的な見通しを予後という.

□患者の病態が帰結した状態を転帰という.

2. 医療面接　□□□□□

□医療面接は，患者の訴える自覚症状または愁訴を聴取し，医療情報を得る医療行為であり，かつては問診と呼ばれていた.

□医療面接では，患者像および社会歴，主訴，現病歴，既往歴，家族歴などを聴取する.

□医療面接で聴取する項目について，**表1**に示す.

表1　医療面接で聴取する項目

主　訴	患者の訴える自覚症状のうち最も主要なものをいう
現病歴	患者の訴える症状の日時，様式，期間，現在までの経過を記録したものをいう
既往歴	出生時から現在までの健康状態および病歴をいう
家族歴	患者の家族および近親者の健康状態をいい，疾患の発生に関する遺伝的要因や環境的要因を明らかにするために重要である

□医療面接では，患者に自由な発言させて信頼関係を築くため，最初は開かれた質問を行う.

□一方で，閉ざされた質問を併用し，短時間で的確な情報を得ることも重要である．

□問診を行う際は，ある症状がみられないといった陰性症状も診断に重要である．

□最初から特定の疾患を推定し，それに沿った問診をしてはならない．

3. 視　診 ■■■■■

□視診は，診察者が目でみて診察することをいう．

□視診では，患者の体格・表情・身だしなみ・歩行などの動作や皮膚の色・つや，腫れ・変形・皮疹の有無，粘膜の状態などを観察する．

【身体所見】

□視診で観察される身体所見と予測される疾患について**表 2** に示す．

表 2　視診で観察される身体所見と予測される疾患

身体所見	予測される疾患
高身長	下垂体性巨人症，マルファン症候群
低身長	クレチン症（先天性甲状腺機能低下症），成長ホルモン分泌不全性低身長，ターナー症候群（卵巣機能不全をきたす疾患）など
肥満（症候性肥満）	クッシング症候群（中心性肥満がみられる），甲状腺機能低下症（橋本病など），偽性副甲状腺機能低下症，インスリノーマなど
痩せあるいはるい痩（痩せの程度が著しい状態）	甲状腺機能亢進症（バセドウ病など），褐色細胞腫（カテコールアミンが過剰となる疾患），シーハン症候群（下垂体機能低下症），アジソン病（副腎皮質機能低下症），糖尿病など

□悪液質とは，悪性腫瘍や肺結核などの重症または慢性の消耗性疾患のため，高度のるい痩となる状態をいう．

□悪液質では，皮膚は乾燥・弛緩し，眼窩や両頬のくぼみなど特徴的な顔貌を呈する．

【顔　貌】

□視診で観察される顔貌の特徴と原因疾患について**表 3** に示す．

表 3　視診で観察される顔貌の特徴と原因疾患

顔　貌	特　徴	原因疾患	
無欲状顔貌	眼光は鈍く，表情に活気がない．周囲に無関心な顔つきになる	高熱を伴う	腸チフス，敗血症，粟粒結核など
		無熱	うつ病，脳疾患，中毒など
ヒポクラテス顔貌	眼窩がくぼみ，頬骨が突き出して鼻が尖ってくる	消耗性疾患で死期が近い患者	
仮面様顔貌	表情が乏しく能面状で，脂ぎった光沢（膏顔）を呈する	パーキンソン病，全身性強皮症	
満月様顔貌	顔全体が丸く，赤く，多毛になる	クッシング症候群，ステロイド長期投与	

【異常姿勢】

□視診で観察される異常姿勢について**表 4** に示す．

表 4　視診で観察される異常姿勢

マン・ウェルニッケ肢位	麻痺した下肢が痙性となり，足はやや足底側へ屈曲し，前腕が屈曲・回内位，上腕が胸部に向かって内転した状態をいう．脳血管障害などで錐体路が一側性に障害された時にみられる
前かがみ姿勢	パーキンソン病でみられる姿勢反射障害をいう
後弓反張	破傷風や髄膜炎で背筋が緊張・強直し，身体が反り返った姿勢をいう
エビ姿勢（胸膝位）	急性膵炎や胆石症などで強い腹痛が生じた際には，側臥位で膝を抱え込むように前屈した姿勢をとる
起座位	重症心疾患や肺疾患で静脈還流量を減少させるためにとる

【歩行障害】

□歩行障害は，筋肉・骨・関節の疾患や神経系の疾患でみられる．

□なんらかの疾患により正常な歩行ができず，足をひきずったように歩いたりする異常歩行を跛行という．

□逃避性跛行は，疼痛を回避するため患肢を注意深く着地させ，接地時間を短くして患肢になるべく体重をかけないようにして歩くもので，疼痛性跛行ともいう．

□逃避性跛行には，間欠性跛行などがある．

□歩行障害の種類と特徴および原因・代表疾患について**表 5** に示す．

表 5　歩行障害の種類と特徴および原因・代表疾患

歩行障害の種類		特　徴	原因・代表疾患
間欠性跛行		歩行を続けると下肢の疼痛と疲労のために足を引きずるようになるが，休息により再び歩けるようになる	腰部脊柱管狭窄症，閉塞性動脈硬化症，バージャー病
トレンデレンブルグ歩行		中殿筋の支持性低下により患側に荷重がかかると健側の骨盤が下がり，バランスを保つために体幹を患側に傾けて歩く	先天性股関節脱臼，中殿筋麻痺，多発性筋炎，筋ジストロフィー
痙性片麻痺歩行・ぶん回し歩行（円弧歩行）		患側下肢が麻痺により伸展しているため，健側を軸足にして患側の足が外側に弧を描くように歩く	片側錐体路障害，頸椎症性脊髄症，脳血管障害
失調性歩行	酩酊様歩行	両脚を開き，酔っ払ったように揺れながら歩く	小脳障害，前庭障害
	踵打歩行	足下をみながら両足を開いて，踵を打ちながらあるく	脊髄後索の障害，亜急性連合性脊髄変性症など
鶏　歩		垂れ足になっているために膝を高く上げ，つま先から投げ出すように歩く	総腓骨神経麻痺，シャルコー・マリー・トゥース病
動揺性歩行（アヒル歩行）		腰を左右に揺らして歩く	多発性筋炎，筋ジストロフィー

□パーキンソン病でみられる歩行障害について**表 6** に示す．

表 6　パーキンソン病でみられる歩行障害

すくみ足	歩き始めの第一歩を踏み出すのが困難な状態をいう
突進歩行	加速度的に歩行が速くなるものをいう
小刻み歩行	歩幅が小さくなるものをいう

【皮膚所見】

□視診で観察される皮膚所見について**表7**に示す.

表7　視診で観察される皮膚所見

チアノーゼ	・皮膚または粘膜が青紫色である状態をいう ・血中の酸素濃度が低下した時に，爪床(そうしょう)や口唇周囲に現れやすい ・ファロー四徴症や心肺疾患でみられる
レイノー現象	・発作的に四肢末端の血管が収縮することにより，皮膚の色調が白→紫→赤→正常へと変化する現象をいう ・原因不明のレイノー病のほか，強皮症などの膠原病や閉塞性血管疾患などでみられる
黄　疸	・血中ビリルビン濃度の増加により，皮膚や眼球結膜が黄染する現象をいう ・溶血性貧血や肝疾患，胆道疾患などでみられる

【浮　腫】

□浮腫は，主に細胞外液が皮下組織に過剰に蓄積した状態で，指で圧迫すると圧痕を生じる.

□浮腫の原因とそのメカニズムおよび原因疾患について**表8**に示す.

表8　浮腫の原因とメカニズムおよび原因疾患

浮腫の原因	メカニズム	原因疾患
毛細血管静水圧の上昇	毛細血管内圧が上昇し，血管内水分が血管外に漏出する	心不全，腎不全
膠質浸透圧の低下	血漿蛋白の減少により，間質から血管内に水を移動させる力が弱まり，血管外に水分が貯留する	ネフローゼ症候群，肝硬変
毛細血管透過性亢進	炎症による血管障害のため，水分とともに蛋白なども血管壁を通過する	炎症，腫瘍

□フィラリア症では，リンパ管が破壊されるため，局所性のリンパ浮腫がみられる.

□右心不全（心性浮腫）では，下腿の浮腫がみられる.

□腎性浮腫では，眼瞼の浮腫がみられる.
□粘液水腫は，圧痕を残さない特殊な浮腫で，甲状腺機能低下症でみられる.

【発　疹】

□発疹には，健常な皮膚に生じる原発疹と，これに引き続き生じる続発疹がある.
□原発疹と続発疹の種類について**表 9** に示す.

表 9　原発疹と続発疹の種類

原発疹	紅　斑	皮膚が限局性に発赤したもので，隆起はない
	紫　斑	皮膚組織内の出血によるもので，点状出血，斑状出血がある
	丘　疹	皮膚から半球状・扁平に隆起した病変をいい，通常 5 mm 以下である
	結　節	エンドウ豆以上の皮膚の隆起をいう
	水　疱	表皮内に空洞を生じ，内部に漿液がたまった状態をいう
	膿　疱	水疱の内容物が膿であるものをいう
	じんま疹	境界明瞭な限局性の浮腫をいい，かゆみを伴うことが多い
続発疹	びらん	表皮剥離が表皮内にとどまったものをいう
	潰　瘍	組織欠損がびらんよりも深く，真皮から皮下組織に達するものをいう
	痂　皮	いわゆる「かさぶた」の状態をいう
	瘢　痕	創傷が膠原線維や結合組織に置き換わることで修復された状態をいう
	鱗　屑	角層が皮膚面に異常に蓄積し，鱗状の白色片を形成したものをいう

【皮膚粘膜症状】

□各疾患でみられる特徴的な皮膚粘膜症状について**表 10** に示す.
□湿疹（皮膚炎）は，浮腫状の紅斑を形成し，その上に丘疹が出現後，小水疱，膿疱，びらん，痂皮（かひ），鱗屑（りんせつ）を形成して治癒に向かうもので，接触性皮膚炎やアトピー性皮膚炎などがある.

第7章　臨床医学総論

表 10　各疾患でみられる特徴的な皮膚粘膜症状

全身性エリテマトーデス	顔面の蝶形紅斑
結節性多発動脈炎，ベーチェット病	結節性紅斑
リウマチ熱	輪状紅斑
皮膚筋炎	ヘリオトロープ疹
肝硬変	手掌紅斑，クモ状血管腫
クッシング症候群	赤色皮膚線条
ベーチェット病	アフタ性口腔内潰瘍，陰部潰瘍

【嗄　声】

□嗄声（させい）は，しわがれたようなかすれ声で，風邪やインフルエンザ，橋本病（甲状腺機能低下症），声帯ポリープ，声帯結節，喉頭癌，反回神経麻痺などでみられる．

【言語障害】

□言語障害の種類について**表 11** に示す．

表 11　言語障害の種類

構音障害	・発声発語器官の異常による言語障害である ・重症筋無力症や球麻痺，パーキンソン病，小脳疾患などでみられる
失語症	・言語中枢の障害による言語障害である ・運動性失語症は，運動性言語野（ブローカ野）の障害によって生じ，言語理解は可能だが自発言語が不能となる ・感覚性失語症は，感覚性言語中枢（ウェルニッケ野）の障害によって生じ，自発言語は可能だが，言語理解が不能となる

【リンパ節腫脹】

□リンパ節は，全身に分布して免疫機能をつかさどる器官で，炎症や腫瘍によって腫脹する．

□炎症性のリンパ節腫脹では，自発痛や圧痛がみられるが，腫瘍性のリンパ節腫脹では，圧痛はないことが多い．

□伝染性単核症や悪性リンパ腫，慢性リンパ性白血病，悪性腫瘍のリンパ節転移によるリンパ節腫脹では，圧痛は通常みられない．

□リンパ節炎は，リンパ節腫脹に疼痛や発熱を伴ったものである．

□結核性リンパ節炎では，圧痛は伴わない．

【頭部・顔面・頸部の診察】

□先端巨大症では，頬骨や下顎，上眼窩縁が突出し，耳や鼻，口唇などが肥大する．

□破傷風では，顔面筋が痙攣し，ひきつったように笑う痙笑がみられる．

□甲状腺の腫大は，単純性びまん性甲状腺腫，バセドウ病，慢性甲状腺炎（橋本病），甲状腺腫，亜急性甲状腺炎，甲状腺癌などでみられる．

【目・耳・鼻の診察】

□目の視診でみられる異常所見について**表 12** に示す．

表 12　目の視診でみられる異常所見

上眼瞼の浮腫	腎性浮腫でみられる
眼瞼下垂	動眼神経麻痺，重症筋無力症でみられる
兎　眼	麻痺側の目が閉じられなくなる症状で，顔面神経麻痺でみられる
眼球の突出	甲状腺機能亢進症でみられる
眼　振	規則的な反復性の眼球の不随意運動をいい，迷路や小脳，脳幹，上部頸髄の疾患などで出現する

□ホルネル症候群は，交感神経の障害によって，縮瞳，眼瞼下垂（眼裂狭小）などの症状が出る状態をいう．

□聴力障害には，外耳や中耳の障害による伝音性難聴と内耳や聴神経，中枢の障害による感音性難聴がある．

□リンネ試験は，骨伝導音と空気伝導音に対する聴力を比較する検査である．

□リンネ試験の方法と評価について**表 13** に示す．

表 13　リンネ試験の方法と評価

方　法	・振動している音叉を乳様突起の上に置く．振動が内耳を直接振動させるため，骨伝導音が聞こえる ・音叉の振動が弱くなり，骨伝導音が聞こえなくなったら，音叉を耳のすぐそばにもっていき，空気伝導音が聞こえるか確を認する
評　価	・正常であれば，中耳の耳小骨による振動増幅により，振動が減弱した音叉であっても空気伝導音を聞くことができる ・伝音性難聴の場合，耳小骨による振動増幅が障害されているため，空気伝導音は聞こえなくなる

【口・舌・歯・咽頭・喉頭の診察】

□口腔内の異常について**表 14** に示す.

表 14　口腔内の異常

尿　臭	アンモニアの臭いで，尿毒症患者の口臭でみられる
アセトン臭	甘酸っぱい果実の臭いで，糖尿病性昏睡，高度のアシドーシスの患者の口臭でみられる
肝性口臭	腐敗した卵とニンニクの混じったような臭いで，肝性脳症などでみられる
口内炎	多くは，口腔粘膜に 3～10 mm 程度の円形または楕円形の境界明瞭な粘膜疹を生じるアフタ性口内炎である．難治性のものは，ベーチェット病やクローン病，膠原病，悪性腫瘍などでみられる
カーテン徴候	迷走神経や舌咽神経の障害があると，開口時に障害側の軟口蓋の挙上が消失し，口蓋垂が健側に偏位する．この時，健側の後咽頭のヒダも偏位する
偽　膜	扁桃・咽頭周囲に広がる白色～灰白色の膜様物で，ジフテリアでみられる
コプリック斑	頬粘膜にみられる小さな白色の斑点で，麻疹でみられる特徴的所見である
ハンター舌炎	舌の発赤や熱，痛み，味覚障害を伴うもので，悪性貧血でみられる
口角炎	ビタミン B_2 やビタミン B_6 の欠乏などで生じやすい
う歯（虫歯）	生じやすい疾患として，唾液分泌が減少するシェーグレン症候群がある

【胸部の視診】

□胸部の視診でみられる異常について**表 15** に示す.

表 15　胸部の視診でみられる異常

樽状胸	肺の過膨張のために胸郭の前後径が大きくなったもので，肺気腫でみられる
漏斗胸	前胸部が陥凹する胸郭変形をいう
鳩　胸	前胸部が前方に突出したもので，くる病などでみられる．特に，胸骨と肋軟骨の付着部位が肥厚し念珠状になったものをロザリオ胸（肋骨念珠）という
女性化乳房	男性の乳房が女性のように腫脹するもので，肝硬変などでみられる

【四肢の視診】

□上肢の変形と特徴および原因疾患について**表 16** に示す.

表 16　上肢の変形と特徴および原因疾患

上肢の変形	特　徴	原因疾患
下垂手（落下手）	手関節が伸展不能になる	橈骨神経麻痺
猿　手	母指球筋・小球筋が萎縮する，母指対立筋の運動障害である	正中神経麻痺，筋萎縮性側索硬化症など
鷲　手	骨間筋・虫様筋が萎縮し，フローマン徴候が陽性となる	尺骨神経麻痺
ボタン穴変形	PIP 関節は屈曲し，DIP 関節は過伸展する	関節リウマチ
スワンネック変形	PIP 関節は過伸展し，DIP 関節は屈曲する	関節リウマチ
手指尺側偏位	母指を除く 4 指が小指側に曲がる	関節リウマチ
ヘバーデン結節	DIP 関節に生じる結節状の隆起をいう	変形性関節症
ブシャール結節	PIP 関節に生じる結節状の隆起をいう	変形性関節症
太鼓ばち指	手指末節が太鼓のばちのように腫大し，爪は凸状になる	肺癌，間質性肺疾患，感染性心内膜炎，チアノーゼを伴う先天性心疾患，肝硬変など
デュピュイトラン拘縮	手掌腱膜の肥厚により第 4・5 指が手掌側に屈曲し，伸展できない状態をいう	慢性外傷，糖尿病，関節リウマチなど
クモ状指	指が細長くなる	マルファン症候群

4. 打　診

□打診は，体表を叩くことにより発生する音から体内の臓器の状態を把握しようとする身体診察法であり，3 つの打診音がある（**表 17**）.

□肺肝境界は，肺の清音が肝臓の濁音に変わる境界で，肺気腫で下降する.

□過共鳴音（鼓音）は，肺気腫や気胸など含気量が増加した時に聞かれる.

表 17　打診音の聴取部位と特徴

打診音	聴取部位	特　徴
清音（共鳴音）	正常肺野	持続時間が比較的に長く，低調の音をいう
濁　音	肝臓などの実質臓器や空気を含まない大腿など	持続性の短い，高調の音をいう
鼓音（過共鳴音）	ガスを含む腸管など	清音に比べて高調で，響きがある

□濁音は，肺炎，結核，肺癌，無気肺，胸水などにより，胸腔内の含気量が低下した時に聞かれる.

5. 聴　診

□聴診は，身体内で生じた音の性状を聴診器で聴取することによって，疾病や病態を把握しようとする身体診察法である.

□聴診器の採音部には，膜型とベル型がある.

□膜型は呼吸音など高音の聴取に適しており，ベル型は心音など低音の聴取に適する.

□肺野の聴診で，呼吸による空気の出入りにより聴取される音を呼吸音という.

□呼吸音には，肺胞呼吸音，気管呼吸音，気管支肺胞呼吸音がある.

□呼吸音は，気管支炎や肺炎，肺結核などで増強し，胸水貯留や気胸などで減弱する.

□呼吸音ではない音を，副雑音という.

□副雑音には，ラ音と胸膜炎などで聴取される胸膜摩擦音がある.

□ラ音の性質と特徴および聴取される代表疾患について**表 18** に示す.

□正常心音には，心室収縮開始時に聴取されるⅠ音，収縮期の終わりに聴取されるⅡ音，拡張期に聴取されるⅢ音とⅣ音がある.

□Ⅰ音は房室弁の閉鎖時に聴取され，Ⅱ音は動脈弁の閉鎖時に聴取される.

□正常心音以外の音を心雑音という.

□心雑音には，収縮期に聴取される収縮期雑音，拡張期に聴取される拡張期雑音，収縮～拡張期にわたって聴取される連続性雑音がある.

表 18　ラ音の性質と特徴および聴取される代表疾患

音の性質	ラ音	特　徴	代表疾患
断続性（短い）	水泡音	・粗く，低音性の音である ・気道内の液体膜様物質が呼吸に伴い破裂することによって生じる	肺炎，肺気腫
	捻髪音	・細かく，高音性の音である ・吸気末期に障害された肺胞が遅れて開くことによって生じる	間質性肺炎，肺線維症
連続性（長い）	笛音	・高音性の音で，呼気時に聴取される ・細い気道の狭窄により生じる	気管支喘息
	いびき音	・低音性の音で，太い気道の狭窄によって生じる	気管支拡張症

6. 触　診

□触診は，手指で身体を触れたり，圧迫したりして状態を把握しようとする身体診察法である．

□腹腔内の炎症が腹膜を刺激した際にみられる特有の症状を腹膜刺激症状という．

□腹膜刺激症状について**表 19** に示す．

表 19　腹膜刺激症状

筋性防御	腹部触診時，腹壁が病的に緊張して硬く触れるものをいい，腹膜炎や虫垂炎などでみられる
ブルンベルグ徴候	手で腹壁を圧迫した時よりも離した時に痛みが強くなる現象をいい，反跳痛とも呼ばれる
ロブシング徴候	背臥位で左下腹部を圧迫すると，右下腹部の痛みが増強する徴候をいう

□総胆管閉塞などで，胆嚢に胆汁がうっ滞することにより，腫大した胆嚢が触知される現象をクールボアジェ徴候といい，胆管癌や膵癌などで陽性となる．

□圧迫により痛みを生じる点を圧痛点という.
□急性虫垂炎の圧痛点には，マックバーネー点やランツ点がある.
□肋骨脊柱角（CVA）の叩打痛は，尿路結石や腎盂腎炎でみられる.

7. 身体計測 □□□□□

□身体計測では，身長や体重のほか，四肢長，四肢周径，胸囲，腹囲，指の太さなどを計測する.
□身体計測で測定する四肢長について**表 20** に示す.

表 20　身体計測で測定する四肢長

上肢長	肩峰外側端（または第 7 頸椎棘突起）→橈骨茎状突起
上腕長	肩峰外側端→上腕骨外側上顆
前腕長	上腕骨外側上顆→橈骨茎状突起
手長	橈骨茎状突起→中指先端
下肢長（棘果長）	上前腸骨棘→内果
下肢長（転子果長）	大腿骨大転子→外果
大腿長	大転子→外側膝関節裂隙
下腿長	外側膝関節裂隙→外果
足長	踵後端→母趾先端
上肢周径	上肢下垂および肘関節伸展位で，上腕二頭筋筋腹の最大隆起部で測定する
前腕周径	前腕最大膨隆部で測定する
大腿周径	外側膝関節裂隙より一定の距離（成人では 10 cm 上，小児では 5 cm 上）で測定する
下腿周径	下腿の最大隆起部で測定する

8. 生命徴候 □□□□□

□呼吸と循環の状態を表す徴候を，生命兆候（バイタルサイン）という.
□生命徴候は，呼吸，脈拍，血圧，体温を指すが，これに意識レベルを含める場合もある.
□死の三徴候は，呼吸停止，心拍停止，瞳孔散大である.
□正常呼吸と異常呼吸について**表 21** に示す.

表 21　正常呼吸と異常呼吸

正常呼吸	呼吸数は 14〜20 回 / 分で，一回換気量は約 500 mL である
頻呼吸	呼吸数が 24 回 / 分以上の呼吸で，発熱時や肺炎，小児などでみられる
徐呼吸	呼吸数が 12 回 / 分以下の呼吸で，頭蓋内圧亢進時や麻酔時などにみられる
多呼吸	呼吸数と呼吸の深さの増加をいい，呼吸窮迫症候群，過換気症候群などでみられる
過呼吸	呼吸の深さの増加をいい，もやもや病や過換気症候群などでみられる
減呼吸	呼吸の深さの減少をいう
無呼吸	安静呼気位で呼吸が一時的に停止することをいい，睡眠時無呼吸症候群でみられる

□呼吸リズムの異常には，クスマウル呼吸，チェーン・ストークス呼吸，ビオー呼吸がある（**表 22**）.

表 22　呼吸リズムの異常と特徴および疾患例

呼吸リズムの異常	特　徴	疾患例
クスマウル呼吸	ゆっくりとした深い規則的な呼吸をいう.	糖尿病の代謝性アシドーシスなど
チェーン・ストークス呼吸	無呼吸→過呼吸→減呼吸→無呼吸を繰り返す	心不全，尿毒症，脳出血，脳腫瘍など
ビオー呼吸	無呼吸と速く深い呼吸が不規則に繰り返される	呼吸中枢の器質的障害（髄膜炎など）

□肺気腫では，呼気の延長や口すぼめ呼吸がみられる.
□正常では，脈拍は心拍数と同じで，1 分間に 60〜80 回程度である.
□脈の異常と特徴および原因について**表 23** に示す.
□血圧の測定法には，触診法と聴診法がある.
□触診法では，拡張期血圧を測定できず，聴診法よりも最高血圧が低く測定される.

表 23　脈の異常と特徴および原因

脈の異常	特　徴	原　因
頻　脈	100 回 / 分以上	発熱時，甲状腺機能亢進，心不全，貧血，精神的緊張，運動時など
徐　脈	60 回 / 分以下	動脈硬化，甲状腺機能低下，スポーツ心臓など

□血圧測定時には，肘関節を伸展させ，測定部位の高さは心臓と同じ高さにする．
□最高血圧は，心臓が収縮した時の血圧で，収縮期血圧ともいう．
□最低血圧は，心臓が拡張した時の血圧で，拡張期血圧ともいう．
□最高血圧と最低血圧の差を脈圧といい，大きいほど太い血管の動脈硬化が進行している可能性を示唆する．
□平均血圧は，「(最低血圧＋脈圧)÷3」で求められ，高いほど細い血管の動脈硬化が進行している可能性を示唆する．
□正常血圧は，収縮期血圧 130 mmHg 未満，拡張期血圧 85 mmHg 未満である．
□高血圧は，収縮期血圧 140 mmHg 以上，拡張期血圧 90 mmHg 以上である．
□診察室血圧が高血圧で，診察室外の血圧が正常血圧となるものを白衣高血圧という．
□診察室血圧が正常血圧で，診察室外の血圧が高血圧となるものを仮面高血圧という．
□体温の測定部位には，腋窩，口腔，直腸，鼓膜などがある．
□日本では，腋窩での体温測定が一般的である．
□体温が最も高くなる検温部位は，直腸である．
□発熱は，感染症，悪性腫瘍，膠原病，内分泌疾患，代謝性疾患，アレルギー疾患など種々の病態で生じる．
□熱型の特徴と疾患例について**表 24** に示す．
□低体温は，甲状腺機能低下症，アジソン病，慢性消耗性疾患などでみられる．

表 24　熱型の特徴と疾患例

熱　型	特　徴	疾患例
稽留熱（けいりゅうねつ）	最低 37℃以上で体温が持続的に高く，日内変動が 1℃以内の発熱をいう	腸チフス，肺炎など
弛張熱（しちょうねつ）	最低 37℃以上で体温が持続的に高く，日内変動が 1℃以上の発熱をいう	敗血症，化膿性疾患，膠原病など
間欠熱	日内変動 1℃以内で，低い時には正常体温まで下がる発熱をいう	マラリア，薬物アレルギーなど
波状熱	発熱期と無熱期を不規則に繰り返す	ブルセラ症，ホジキン病
周期熱	高熱期と無熱期が周期的に起こる	マラリア

9. 神経系の検査 □□□□□

□反射は，感覚刺激に対する不随意的反応であり，刺激を与える部位により表在性反射，深部反射，臓器反射に分類される（**表 25，26**）.

表 25　反射の種類①

表在性反射	皮膚または粘膜に加えた刺激により反射的に筋が収縮するもので，粘膜反射と皮膚反射がある
深部反射	腱をハンマーで叩打するとその筋が収縮する反射で，腱反射ともいう
臓器反射	自律神経系が関与する反射で，自律神経反射とも呼ばれる

表 26　反射の種類②

表在性反射	粘膜反射	角膜反射，鼻粘膜反射，咽頭反射
	皮膚反射	腹壁反射，挙睾筋反射，足底反射，肛門反射
深部反射	眼輪筋反射，下顎反射，二頭筋反射，三頭筋反射，橈骨反射，尺骨反射，膝蓋腱反射，アキレス腱反射	
臓器反射	対光反射，輻輳（ふくそう）反射，頸動脈洞反射	

□錐体路障害では，痙性麻痺をきたし，腱反射は亢進する．また，病的反射が出現する.

□病的反射について**表 27** に示す.

表 27　病的反射

バビンスキー反射	足底を擦り上げた時に母趾が背屈し，他の指はすべて扇状に開く病的反射をいい，上位運動ニューロン（錐体路障害）でみられる
バレー徴候	錐体路障害による片側性の運動麻痺があると出現する徴候であり，上肢挙上試験または下肢挙上試験で評価できる（**表 28**）

表 28　バレー徴候の検査（上肢・下肢挙上試験）

上肢挙上試験	閉眼し，手掌を上にして両上肢を伸展・水平挙上した肢位をしばらく保つ．麻痺がある場合は，麻痺側の上肢が回内して下降する
下肢挙上試験	腹臥位で，両下肢が接触しないように両膝関節を 45° に曲げた肢位をしばらく保つ．麻痺がある場合は，麻痺側の下肢が下降する

□錐体外路症状は，主に大脳基底核の異常により生じるさまざまな症状であり，随意運動の障害や不随意運動がみられる.

□錐体外路症状がみられる代表的な疾患として，パーキンソン病がある.

□錐体外路症状の種類について**表 29** に示す.

表 29　錐体外路症状の種類

パーキンソン病の症状	無動（寡動，動作緩慢），安静時振戦，筋強剛（筋トーヌス亢進），姿勢反射障害
その他の錐体外路症状	多動，バリズム

□安静時に不随意に生じる筋緊張を筋トーヌスという.

□筋トーヌスの亢進には，痙縮と硬直（強剛）がある（**表 30**).

□意思によらず生じる運動を不随意運動といい，大脳基底核の異常で生じる錐体外路症状と，それ以外に分けられる.

□不随意運動の種類について**表 31** に示す.

□運動麻痺は，随意運動の障害であり，脳や脊髄，末梢神経，筋肉の障害で生じる.

表 30　筋トーヌスの種類（痙縮と硬直）

痙　縮	他動運動に対し，最初は強い抵抗を感じるが，あるところまで動かすと急に抵抗がなくなるものをいい，「折りたたみナイフ現象」とも呼ばれる．なお，上位運動ニューロン（錐体路）障害でみられる
硬直（強剛，固縮）	他動運動に対し，最初から最後まで抵抗を感じる現象をいい，一定の持続的抵抗を感じる鉛管現象や，カクカクとした抵抗を感じる歯車現象がある．なお，錐体外路障害でみられ，パーキンソン病の 4 大症状の一つである

表 31　不随意運動の種類

舞踏運動	無目的で不規則な速い運動で，ハンチントン舞踏病などでみられる
バリズム	上下肢を投げ出すような粗大で激しい運動で，視床下核の血管障害などでみられる
アテトーゼ	上下肢をゆっくりくねるような運動で，脳性麻痺などが原因となる
ジストニア	体幹をゆっくりくねるような運動をいう
ミオクローヌス	一部の筋肉が突発的に素早く収縮するものをいう
チック	突発的で不規則な体の一部の速い動きや発声を繰り返すものをいう

表 32　麻痺の種類と部位

麻痺の種類	単麻痺	片麻痺	対麻痺	四肢麻痺
麻痺の部位	四肢の一側のみ	一側上下肢	両側下肢	四肢すべて

□麻痺の種類と部位について**表 32** に示す．

□運動失調とは，明らかな麻痺がないにも関わらず，随意運動や姿勢を保持するための協調運動ができない状態をいう．

□運動失調は，原因により小脳性失調，脊髄性失調，前庭性失調などに分けられる．

□小脳性失調では，酩酊様歩行，構音障害，眼振，四肢体幹の協調運動障害などがみられる．

表 33　運動失調の検査

ロンベルグ試験	・閉足立位で開眼から閉眼させ，身体の動揺を調べる ・脊髄性失調では，開眼時には立位可能であるが，閉眼時には立位保持は不可能となる（ロンベルグ徴候陽性） ・小脳性失調では，開眼閉眼に関わらず立位保持は不可能となる（ロンベルグ徴候陰性）
手回内回外試験	・患者に軽く肘を屈曲して両手を前に出し，手の回内と回外をできるだけ速く反復してもらう ・小脳失調では，失調側の回内・回外がスムーズにできなくなる
指－鼻試験	・患者に第 2 指で検者の指に触ってもらった後，自分の鼻を触ってもらい，その運動を観察する ・小脳性失調では，推尺異常や企図振戦がみられる
踵膝試験	・患者を背臥位にし足の踵を反対側の膝にのせ，踵をゆっくりと足に向けて下向きに動かしてもらう ・失調があると，距離測定障害がみられたり，速度や動作が不安定になったりする

□運動失調の検査について**表 33** に示す．

□複合感覚には，立体認知，2 点識別覚，皮膚書字覚，2 点同時刺激識別覚などがある．

□皮膚書字試験は，皮膚に 0〜9 の数字や○×△などの字を書き，これをあてさせる複合感覚を調べる試験で，頭頂葉の障害で認識不能となる．

□髄膜刺激症状は，髄膜炎や脳炎などの炎症性疾患やクモ膜下出血でみられる．

□髄膜刺激症状と陽性徴候について**表 34** に示す．

□意識障害には，意識レベル（清明度，覚醒度）の障害と意識内容の障害（意識変容）がある（**表 35**）．

□意識障害の評価には，Japan Coma Scale（JCS）と Glasgow Coma Scale（GCS）が用いられる（**表 36**）．

□見当識障害は，時間・場所・人がわからなくなる状態であり，認知症の初期症状の一つである．

□失効とは，運動器に異常がないにも関わらず，一連の動作ができなくなる高次機能障害である．

表 34　髄膜刺激症状と陽性徴候

髄膜刺激症状	陽性徴候
項部硬直	患者を背臥位にし，後頭部を両手で支え，ゆっくりと前屈させると抵抗や疼痛を感じる
ケルニッヒ徴候	患者を背臥位にし，片側股関節と膝関節を 90° に屈曲して膝関節を徐々に伸展させると，痛みのために伸展できない
ブルジンスキー徴候	患者を背臥位にし，片方の手で腹部を抑え，もう片方の手で頭部を持ち上げて屈曲させると，股関節と膝関節が反射的に屈曲し，膝が持ち上がる

表 35　意識レベルと意識変容

意識レベル	意識清明→傾眠→昏迷→半昏睡→昏睡の順に低下する
意識変容	せん妄，錯乱，もうろう状態などがある

表 36　意識障害の評価

JCS	覚醒の程度によってⅠ（1 桁），Ⅱ（2 桁），Ⅲ（3 桁）の 3 段階に大きく分け，それをさらに 3 段階に分ける 3-3-9 度方式をとっている．意識レベルと意識内容を同時に評価し，点数が高いほど状態が悪い
GCS	開眼機能，言語機能，運動機能の 3 要素に分けて意識状態を指標化し，合計点数により評価する．意識レベルと意識内容を別々に評価し，点数が低いほど状態が悪い

表 37　失効の種類

観念運動失行	意識しない時は問題なく行える運動が，意図的に行おうとするとできなくなる
観念失行	行為の順番や道具の使用方法がわからなくなる
構成失行	簡単な図柄の模写ができないなど，空間的形態を構成できず，左頭頂葉の障害でみられることが多い

□失効の種類について**表 37** に示す．

10. 運動機能検査 ■■■■■

□運動機能検査には，関節可動域測定や徒手筋力検査がある（**表 38**）．

□各病態または疾患に用いられる整形外科的検査について**表 39** に示す．

表 38　運動機能検査（関節可動域測定と徒手筋力検査）

関節可動域測定	身体の各関節を自動的または他動的に動かして，関節の運動範囲（角度）を測定する
徒手筋力検査	検者の手技や被験者への指示により，関節を三次元的に動かすことで筋力を判定する

表 39　各病態または疾患に用いられる整形外科的検査

病態・疾患例	整形外科的検査
頸部神経根の圧迫	スパーリングテスト，ジャクソンテスト，レルミット徴候
腱板損傷	有痛弧徴候（ペインフルアークサイン）
上腕二頭筋長頭の炎症や損傷	ヤーガソンテスト
胸郭出口症候群	モーレイテスト，アドソンテスト，ライトテスト，エデンテスト
手根管症候群	ファレンテスト
手根管症候群，尺骨神経麻痺	ティネル徴候
腰椎椎間板ヘルニア	ラセーグテスト，下肢伸展挙上テスト，大腿神経挙上テスト
変形性股関節症	トーマステスト，パトリックテスト
発育性股関節症	アリス徴候
中殿筋筋力低下	トレンデレンブルグ徴候
前十字靱帯損傷	前方引き出しテスト，ラックマンテスト
半月板損傷	マックマレーテスト

11．その他 ■■■■■

【食中毒】

□食中毒の予後は，原因菌により異なり，腸炎ビブリオは 2～3 日，サルモネラは 1 週間以内，ブドウ球菌は 1 日で回復する．

□ボツリヌス菌による食中毒は，致死率が高い．

【閉経後の障害】

□閉経後は，エストロゲンの分泌が減少し，LDL コレステロールが増加するため，動脈硬化，高血圧，脂質異常症などのリスクが増加する．

また，骨吸収が増加して骨粗鬆症を起こしやすくなる.

【スポーツ障害】

□発育期と中高年でみられるスポーツ障害について**表 40** に示す.

表 40　発育期と中高年でみられるスポーツ障害

発育期	オスグット病，シンスプリント，疲労骨折，腰椎分離症，野球肩，野球肘，踵骨骨端症など
中高年	変形性膝関節症，膝内障，膝靱帯損傷，膝関節痛，アキレス腱断裂，下腿三頭筋部分断裂，腰痛症，足関節捻挫，アキレス腱炎，半月損傷，など

B. 臨床検査法

1. 一般検査 ■■■■■

□尿は夜間に濃縮されるため，一般的には早朝起床時の尿を採取する.

□正常な尿量は，1,000～1,500 mL/ 日で，正常な色調は麦わら色である.

□尿中の水分と，水分以外の物質の割合を尿比重といい，正常では 1.01～1.03 程度である.

□尿崩症などでは，尿比重は低下する.

□正常尿の pH は，約 6.0 で，食事や運動などの影響を受けて変動しやすい.

□尿検査の項目と異常状態および原因・疾患について**表 41** に示す.

□異常な尿中成分について**表 42** に示す.

□尿沈渣検査は，尿中の細胞成分と結晶成分を分離して顕微鏡などでその性状を調べる検査である.

□便の異常について**表 43** に示す.

□髄液は，正常では無色透明である.

□キサントクロミーは，髄液が黄色透明であるもので，脳実質や髄膜の古い出血を示す.

□赤血球数やヘマトクリット（Ht），ヘモグロビン（Hb）は，多血症（赤血球増多症）や脱水で増加し，貧血で減少する.

□血液検査項目の特徴と基準値について**表 44** に示す.

表 41　尿検査の項目と異常状態および原因・疾患

項　目	異常状態	原因・疾患
尿　量	多尿：3,000 mL/ 日以上	尿崩症，糖尿病，多飲
	乏尿：400 mL/ 日以下	急性腎不全，脱水，浮腫，心不全
	無尿：100 mL/ 日以下	腎炎，ネフローゼ症候群，ショック
	頻尿：尿回数増加	膀胱炎，尿道炎，前立腺炎，腎盂腎炎
	尿閉：まったく出ない	前立腺肥大症，尿管結石，腫瘍，膀胱麻痺
色　調	無色，薄い	腎不全，糖尿病，尿崩症，多飲
	黄褐色（ビリルビン尿）	肝細胞性黄疸，閉塞性黄疸
	赤色（血尿）	尿路の出血，腎炎，腎盂腎炎，尿路結石
	乳白色（乳び尿）	脂肪（リンパ液）の混入，フィラリア症
臭　気	アンモニア臭	膀胱炎
	甘酸っぱい臭気	重症糖尿病や飢餓によるケトン体の混入
pH	アルカリ性	尿路感染症，嘔吐
	酸性	糖尿病，脱水，運動後，飢餓状態

表 42　異常な尿中成分

尿蛋白	・正常では検出されない ・激しい運動や月経前では，一過性にみられることがある ・ネフローゼ症候群では，糸球体障害により大量の蛋白尿が排泄される
尿　糖	・正常では 200 mg/mL 以下である ・持続的な尿糖は，糖尿病が疑われる
尿中ビリルビン	・主に直接ビリルビンである ・腎機能が正常であれば，間接ビリルビンは通常出現しない ・肝・胆障害による胆汁うっ滞では，血中・尿中ビリルビンが増加する ・溶血性貧血では，血中間接ビリルビンが増加し，黄疸が出現するが，非水溶性であるためビリルビン尿は出現しない
ケトン体	・糖尿病や飢餓時など糖質からのエネルギー供給がない時に肝臓で合成され，尿中に排泄される
血　液	・尿中への混入で，尿路の炎症や損傷が疑われる
膿　尿	・多量の白血球が混入した尿で，尿路の炎症性疾患でみられる

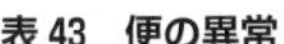

表 43　便の異常

鉛筆様便	大腸癌などにより大腸下部に狭窄があるとみられる
粘血便	赤痢や腸炎ビブリオ，潰瘍性大腸炎などでみられる
タール便	黒色の便，胃・十二指腸潰瘍や食道静脈瘤破裂などの上部消化管出血でみられる
鮮紅色の血便	直腸癌や痔など大腸下部の出血でみられる

表 44　血液検査項目の特徴と基準値

血液検査項目	特　徴	基準値
赤血球数	骨髄で産生され，肝臓や脾臓で破壊される．寿命は約 120 日である	男性：450〜550 万 /mm^3 女性：350〜500 万 /mm^3
ヘマトクリット	血液中の赤血球の割合をいう	男性：40〜50% 女性：35〜47%
ヘモグロビン	鉄を含む赤色の色素蛋白で，赤血球中に含まれ，酸素の運搬に関与する	男性：14〜18 g/dL 女性：12〜16 g/dL
網赤血球数	骨髄で産生されたばかりの幼若な赤血球をいう．溶血性貧血で増加し，再生不良性貧血で低下する	3〜13 万 /mm^3（赤血球中の 0.5〜2.0%）
白血球数	感染症，熱傷，心筋梗塞，悪性腫瘍などで増加し，ウイルス感染症，再生不良性貧血などで低下する	4,000〜9,000/mm^3
血小板数	特発性血小板減少性紫斑病や再生不良性貧血，肝硬変などで低下する	15〜40 万 /mm^3

□汎血球減少は，血液中の赤血球・白血球・血小板のすべての血球成分が減少することをいう．

□汎血球減少は，全身性エリテマトーデス（SLE），再生不良性貧血，巨赤芽球性貧血，急性白血病，骨髄線維症などでみられる．

□赤血球沈降速度（赤沈）は，赤血球が試薬内を沈んでいく速さをいう．

□赤沈は，赤沈棒に抗凝固剤を加えた血液を入れ，1 時間後に管上部の血漿層の高さを測定して求められる．

□赤沈の正常値（1時間値）は，成人男性で 10 mm 以下，成人女性で 15 mm 以下である．

□赤血球は，負に荷電しているため，負に荷電する赤血球やアルブミンが減ると赤沈が亢進し，正に荷電するグロブリンやフィブリノーゲンが増加すると赤沈が遅延する．

□赤沈亢進および赤沈遅延がみられる原因について**表 45** に示す．

表 45　赤沈亢進および赤沈遅延がみられる原因

赤沈亢進	貧血，妊娠，炎症性疾患（感染症，悪性腫瘍，膠原病など），ネフローゼ症候群
赤沈遅延	脱水，多血症，播種性血管内凝固症候群（DIC）

□出血・凝固検査の臨床的意義や基準値および延長する疾患について**表 46** に示す．

表 46　出血・凝固検査の臨床的意義や基準値と延長する疾患

出血・凝固検査	臨床的意義・基準値	延長する疾患
出血時間	血小板数・機能の低下や血管壁の脆弱性を調べる．基準値：5 分以内	血小板減少症，肝硬変，播種性血管内凝固症候群（DIC）
プロトロンビン時間（PT）	外因性血液凝固系の異常がわかる．基準値：10〜12 秒	劇症肝炎，肝硬変，播種性血管内凝固症候群（DIC）
活性化部分トロンボプラスチン時間（APTT）	内因性血液凝固系の異常がわかる．基準値：30〜40 秒	血友病，肝硬変，播種性血管内凝固症候群（DIC）

2. 生化学検査

□生化学検査は，血液（主に血清）の化学成分を定性・定量する検査である．

□生化学検査で調べる血清中の項目について**表 47** に示す．

□感染症の血液検査と対象疾患について**表 48** に示す．

表 47　生化学検査で調べる血清中の項目

項目（血清中）	内　容
総蛋白	・アルブミンが 60%，グロブリンが 20%を占める ・出血，肝硬変，ネフローゼ症候群で減少する
アルブミン	・肝臓で合成される ・肝硬変，ネフローゼ症候群で減少する
γ- グロブリン	・免疫グロブリン（抗体）を含み，形質細胞により合成される ・アレルギー，感染症で増加する
血中尿素窒素（BUN）	・尿素は肝臓でアンモニアから合成され，尿中に排泄される ・高蛋白食，消化管出血，腎機能障害で増加する
アンモニア	・アミノ酸の分解により生じる ・アミノ酸代謝異常，肝障害，尿毒症，ショックで増加する
クレアチニン	・筋肉に存在するクレアチンの代謝物で，尿中に排泄される ・腎機能障害で増加する
尿酸（UA）	・プリン体の最終代謝産物で，尿中に排泄される ・高尿酸血症，痛風，白血病，アルコール摂取で増加する
血糖（BS）	・空腹時血糖値 126 mg/dL 以上で糖尿病と診断される
総コレステロール	・大部分は肝臓で合成され，胆汁酸やホルモンの原料となる ・脂質異常症，糖尿病，甲状腺機能低下症，ステロイド投与などで増加し，肝障害，甲状腺機能亢進症などで低下する
HDL コレステロール	・余剰なコレステロールを回収する善玉コレステロール ・低下すると動脈硬化，虚血性心疾患のリスクが増加する
LDL コレステロール	・末梢組織にコレステロールを運搬する悪玉コレステロールをいう ・増加すると動脈硬化，虚血性心疾患のリスクが増える
中性脂肪（TG：トリグリセリド）	・生体内の代表的なエネルギー貯蔵物質である ・糖尿病，甲状腺機能低下症，下垂体機能低下症，クッシング症候群，急性・慢性膵炎，ネフローゼ症候群，アルコール依存症などで増加する

表 47　つづき

間接（非抱合型）ビリルビン	・破壊された赤血球のヘモグロビンから合成される非水溶性のビリルビンをいう ・溶血性貧血で増加する
直接（抱合型）ビリルビン	・間接ビリルビンが肝臓でグルクロン酸抱合を受けて生成する，水溶性のビリルビンをいう ・胆汁中の成分として十二指腸に排泄される ・肝障害や胆石症など胆汁うっ滞があると血中に増加する
アルカリフォスファターゼ（ALP）	・肝，小腸上皮細胞，骨芽細胞，胎盤などに多く含まれ，閉塞性黄疸，肝炎，肝硬変，原発性肝癌，骨疾患などで増加する
トランスアミナーゼ（AST，ALT）	・AST は，肝，心筋，骨格筋，腎などに分布する ・ALT は，肝での活性が高い ・肝障害では，AST，ALT ともに上昇する ・心筋梗塞，筋ジストロフィーでは，AST のみ上昇する
γ-GTP	・胆道疾患，アルコール性肝障害，肝障害（肝炎，肝硬変，肝癌）で上昇する
乳酸脱水素酵素（LDH）	・あらゆる組織に分布し，細胞障害により血液中に逸脱する
クレアチンキナーゼ（CK）	・骨格筋，心筋，脳，平滑筋に存在する ・心筋梗塞や骨格筋障害で増加する
C 反応性蛋白	・炎症マーカーであり，炎症性疾患で増加する
抗ストレプトリジン-O（ASO），抗ストレプトキナーゼ抗体（ASK）	・溶連菌感染により体内で産生される抗体である ・猩紅（しょうこう）熱，急性糸球体腎炎，リウマチ熱で上昇する

表 48　感染症の血液検査と対象疾患

感染症の検査	疾　患
STS 法，TPHA 法	梅毒
ウィダール反応	腸チフス，パラチフス
ワイル・フェリックス反応	リケッチア感染症，発疹チフス，日本紅斑熱（こうはんねつ），ツツガムシ病
ポールバンネル反応	伝染性単核症
ツベルクリン反応	結核

□針反応は，皮膚に無菌針を穿刺し，24～48 時間後の発赤・腫脹をみる検査で，ベーチェット病で陽性となる.

□電解質異常は，血液中の電解質（ナトリウム，カリウム，カルシウム，マグネシウムなど）のバランスが崩れたものである.

□低カリウム血症と高カリウム血症について**表 49** に示す.

表 49　低カリウム血症と高カリウム血症

低カリウム血症の原因	嘔吐・下痢による消化管からの排泄，利尿薬投与やアルドステロン症，クッシング症候群などによる尿中への排泄増加，甲状腺機能亢進症による血中から細胞内への移動など
高カリウム血症の原因	腎不全やアジソン病による尿中への排泄低下や代謝性アシドーシスによる細胞内からの放出など

3. 生理学的検査および画像診断の概要 □□□□□

□生理学的検査および画像診断の概要について**表 50** に示す.

4. その他 □□□□□

【腫瘍マーカー】

□腫瘍細胞が産生している物質を，腫瘍マーカーという.

□腫瘍マーカーは，癌の存在・部位・種類，進行度を反映する目印となる.

□腫瘍マーカーは，癌以外の病変でも増加することもあるため（偽陽性），いくつかの腫瘍マーカーを組み合わせて判断する.

□腫瘍マーカーと陽性となる腫瘍について**表 51** に示す.

C. 治療法

1. 概　要 □□□□□

□治療の原則は，自然治癒力を損なわずに，必要な処置を行うことである.

□治療法の種類について**表 52** に示す.

第7章　臨床医学総論

表 50　生理学的検査および画像診断の概要

心電図検査（ECG）	・心臓の電気的活動を体外の電極で記録するものである ・刺激伝導系の電気的異常や不整脈の診断に有用である ・両手両足と胸部に 6 カ所の計 10 カ所に電極を付け，12 個の波形を得る標準 12 誘導心電図が広く用いられる
筋電図検査（EMG）	・骨格筋の活動電位を記録する運動機能検査である ・筋肉に針を刺入して測定する（針筋電図）
脳波検査（EEG）	・脳内神経の自発的電気活動を頭皮上から記録したものである ・意識障害，睡眠障害，てんかんの診断に有用である
呼吸機能検査	・スパイロメーターを用いて，肺活量などの肺気量分画を測定する ・閉塞性換気障害や拘束性換気障害の診断に有用である
超音波検査	・超音波を対象物にあてて，その反響（エコー）を映像化する画像検査法で，検査による痛みや副作用が少ない低侵襲性の検査である ・心臓，腹部実質臓器，乳房，前立腺の検査に有用であるが，超音波は空気中を伝播しにくいため，空気を多く含む肺や腸管などの臓器の観察は困難である
放射線検査	・X 線を使用する検査やラジオアイソトープを使用する核医学検査がある
X 線検査	・単純 X 線撮影や造影剤を用いる造影検査，断層像を撮影する CT などがある
CT 検査	・X 線による画像を断層像として撮影したものである ・心臓・大動脈・気管支・肺などの胸部，肝臓・腎臓などの腹部の病変に関して描出に優れる
MRI 検査	・強い磁石と電磁波を使って体内の状態を断面像として描写する検査である ・特に脳や脊椎，四肢，子宮・卵巣・前立腺といった骨盤内の病変に関して優れた検出能力をもつ
PET（陽電子放出断層撮影）検査	・放射性薬剤を体内に投与し，細胞の活動状況を画像化する検査で，癌，脳，心臓などの診断に有用である

表 51　腫瘍マーカーと陽性となる腫瘍

腫瘍マーカー	陽　性
AFP	肝細胞癌
PIVKA-Ⅱ	肝細胞癌
CYFRA	肺扁平上皮癌
CEA	消化器系腫瘍（大腸癌，膵癌，胆管癌など），肺癌，乳癌
CA19-9	膵臓癌，大腸癌，（胆道）系腫瘍
CA125	卵巣癌，子宮癌，乳癌，膵臓癌，肺癌，大腸癌
SCC	肺扁平上皮癌，子宮頸癌，食道癌
PSA	前立腺癌

表 52　治療法の種類

原因療法	病気の原因を除去し，根治を目指す基本的な治療法をいう．例えば，感染症に対する抗生物質の投与，癌の外科的切除などがある
対症療法	病気の原因を除去するのではなく，症状の軽減を目的として行うものをいい，姑息的療法ともいう
保存療法	外科的な手術による治療ではない治療法で，内科的薬物治療，化学療法などがある
観血的療法（観血的治療）	出血を伴う処置で，外科手術や外科的処置などがある

2. 薬物療法

□薬物療法は，患者に薬物を投与することによって，疾患の治癒や症状の軽減を目指す治療の総称である．

□薬物療法のうち，ある種の化学物質の選択毒性を利用して疾患の原因となっている微生物や癌細胞の増殖を阻害し，さらには体内から駆逐することを目的とする治療法を化学療法という．

□本物の薬と同様の外観・味・重さであるが，有効成分を含まない偽物の薬をプラセボといい，その治療効果がみられることをプラセボ効果という．

3. 食事療法 □□□□□

□各疾患の食事療法を**表 53** に示す.

表 53　各疾患の食事療法

糖尿病	カロリー制限を行う
高血圧	塩分制限を行う
腎機能障害	蛋白制限，塩分制限，カリウム制限が行われる
肝疾患	肝細胞の再生を促すため，高蛋白・高エネルギー食が基本となる
痛　風	アルコールの摂取やプリン体の摂取を制限する

4. 理学療法 □□□□□

□理学療法は，身体に障害がある患者に対し，運動機能の維持・改善を目的に運動，温熱，電気，水，光線などの物理的手段を用いて行われる治療法である.

□理学療法には，物理療法や運動療法などがあり，その特徴を**表 54** に示す.

表 54　物理療法と理学療法の特徴

物理療法	物理的なエネルギーを利用した理学療法の一種で，温水・冷水・電気・赤外線・紫外線療法などがある
運動療法	運動により障害や疾患の改善や予防を図るもので，整形疾患，内科的疾患のほか，生活習慣病の改善や予防にも用いられる

5. その他の療法 □□□□□

□レーザー療法は，レーザー光線を利用した治療法である.

□レーザー療法は，強度により高エネルギーと低エネルギーのレーザー療法に分けられるが，その適応を**表 55** に示す.

□麻酔には，全身麻酔と局所麻酔がある.

□局所麻酔には，脊髄クモ膜下麻酔や硬膜外麻酔，伝達麻酔（神経ブロック）がある.

表 55　各レーザー療法の適応

高エネルギーレーザー	切開や凝固・止血，焼灼などに用いられる
低エネルギーレーザー	創傷治癒の促進，炎症の治療，疼痛の緩和などに用いられる

□神経ブロックは，主に末梢神経に直接または近傍に局所麻酔薬などを作用させて，一時的または長期間にわたり神経機能を停止させる治療法である．

□神経ブロックには，①感覚神経の遮断による鎮痛効果，②交感神経の遮断による血行改善・発汗抑制の効果，③運動神経の遮断による筋弛緩の効果などがある．また，これらの効果により痛みの悪循環を断ち切ることができる．

□神経ブロックの種類と特徴を**表 56** に示す．

表 56　神経ブロックの表と特徴

星状神経節ブロック	・頸部の交感神経節に局所麻酔薬を注入するもので，交感神経の遮断により血流が改善されるため，血流障害によるさまざまな疾患に適応される ・適応疾患には，頸椎疾患（むち打ち，頸肩腕症候群，頸椎ヘルニア，変形性頸椎症，頸椎手術後痛），胸郭出口症候群，神経損傷後の疼痛，突発性難聴，顔面神経麻痺，帯状疱疹後神経痛などがある
硬膜外ブロック	・硬膜外麻酔と同様に脊柱管内の硬膜外腔に局所麻酔薬を注入する ・椎間板ヘルニア，頸椎症性神経根症，腰部脊柱管狭窄症などの鎮痛に適応される．
三叉神経ブロック	・三叉神経痛に対して用いられる
顔面神経ブロック	・顔面痙攣に対して用いられる
腕神経叢ブロック	・頸部脊椎症，頸肩腕症候群，癌性疼痛，上肢血行障害などに適応される
肩甲上神経ブロック	・肩関節周囲炎などの肩痛に対して用いられる

□装具（ブレース）は，関節運動を制御することで患部の安定や可動性の改善を行う補助器具である．

□装具は，装着部位により上肢装具，下肢装具，体幹装具に分類される．

第7章　臨床医学総論

□疾患と用いられる装具について**表 57** に示す．

表 57　疾患と用いられる装具

脊柱側弯症	アンダーアーム型，ミルウォーキー型があり，アンダーアーム型にはボストン型や OMG 型など，さまざまなタイプがある
先天性股関節脱臼	リーメンビューゲル型，フォンローゼン型，ランゲ型，バチェラー型，ローレンツ型などがある
ペルテス病	タヒジャン装具，西尾式装具，ポゴー・スティック装具などがある
先天性内反足	デニスブラウン型装具が用いられる

□放射線療法は，放射線が細胞の分裂・増殖を抑制することを利用して，悪性腫瘍の治療に用いられる．

□集中治療とは，生命の危機にある重症患者を 24 時間体制で，先進医療技術を用いて集中的に治療するもので，病院内の集中治療室（ICU）で行われる．

□ICU には，心臓血管集中治療室（CCU），脳卒中集中治療室（SCU），新生児集中治療室（NICU）などがある．

□透析療法は，腎機能が低下した患者に対して，人工的に血液中の余分な水分や老廃物を除去し，血液をきれいにする治療法で，血液透析と腹膜透析がある．

□一次救命措置（BLS）は，心肺機能停止傷病者に対して，医療従事者に限らず誰でも行える心肺蘇生法である．

□一次救命措置の目的は，気道確保や人工呼吸，心臓マッサージ（胸骨圧迫）により自発的な血液循環を回復することである．

□年齢別の胸骨圧迫（心臓マッサージ）の特徴について**表 58** に示す．

□心肺蘇生とは，胸骨圧迫に人工呼吸を加えるもので，胸骨圧迫を 30 回行った後に，人工呼吸を 2 回行う．

□ターミナルケア（終末期医療）では，積極的な延命治療などは行わず，主に対症療法を行う．

表 58　年齢別の胸骨圧迫（心臓マッサージ）の特徴

成　人	胸の真ん中に両手を重ね，傷病者の胸が 5 cm 沈むほど強く，1 分間に少なくとも 100 回のテンポで 30 回連続して絶え間なく圧迫する
小児（1～8 歳未満）	両手または片手で胸の厚さの 1/3 の深さを目安に圧迫する
乳　児	指 2 本を胸の真ん中にあて，胸の厚さの 1/3 の深さを目安に圧迫する

D. 臨床心理

1. 患者の心理

□心身相関とは，心理的要因が身体機能に影響を与え，逆に身体的要因が心理・精神機能に影響を与えることをいう.

□心身医学は，心身相関を基本概念とした医学である.

□心身相関の種類を**表 59** に示す.

表 59　心身相関の種類

心身症	・心理的要因が発症や経過に関与し，器質的・機能的障害が認められる病態をいう ・ストレス性の胃・十二指腸潰瘍や過敏性腸症候群，機能性ディスペプシア，本態性高血圧，アトピー性皮膚炎，頭痛（筋緊張型頭痛，片頭痛など），疼痛性障害などがある ・神経症やうつ病などの精神障害に伴う身体症状は除外する
神経症性障害	・心理的要因により生じる心身の機能障害で，発症には性格傾向が関与する ・中心症状は不安で，身体的な器質的異常は認められないが，本人が身体的・精神的な異常を訴える

□神経症性障害の種類と特徴について**表 60** に示す.

2. カウンセリング

□カウンセリングは，主に対話をとおして，悩みや問題の解決，心理的な成長を援助することで，臨床心理士などの専門的知識をもつカウンセラーにより行われる.

表 60　神経症性障害の種類と特徴

神経症性障害の種類	特　徴
恐怖症性不安障害	普通の人にとっては問題とならない特定の事物に対して恐怖を感じるもので，広場恐怖，対人恐怖，特定の恐怖症などがある
その他の不安障害	パニック障害，全般性不安障害などがある
強迫性障害	自分ではどうすることもできないある種の考え（強迫思考）に捉われ，種々の行動の障害（強迫行為）が起こる
重度ストレスへの反応および適応障害	急性ストレス反応，心的外傷後ストレス障害（PTSD），適応障害などがある
解離性障害	解離性健忘，解離性遁走，解離性昏迷，解離性運動障害などがある
身体症状症（身体表現性障害）	患者の自覚症状に見合う身体的異常や検査結果がないにもかかわらず，痛みや吐き気，しびれなど多くの身体症状が長期間にわたり続く障害で，身体化障害，心気障害などがある

3. 心理療法

□心理療法は，臨床心理士などの専門家により，心理的問題をかかえる患者の認知・行動・感情・身体感覚を変化させ，症状や問題行動を消去あるいは軽減するための理論・技法である．

□心理療法には，認知行動療法，精神分析療法，自律訓練法などがある．

□予防接種とは，人工的に作成した病原体の抗原（ワクチン）を生体に摂取して免疫反応を促し，宿主の抵抗力を上げて感染予防を図るものである．

□予防接種には，定期接種と任意接種があり，その種類を**表 61** に示す．

表 61　予防接種の種類

定期接種	A 類（努力義務）	DPT-IPV（ジフテリア・百日咳・破傷風・ポリオ），水痘，BCG（結核），MR（麻疹・風疹），日本脳炎，B 型肝炎，HPV（子宮頸癌），Hib 感染症，小児の肺炎球菌感染症
	B 類（高齢者対象）	インフルエンザ，肺炎球菌感染症
任意接種		ロタウイルス，流行性耳下腺炎，インフルエンザ，A 型肝炎，髄膜炎

E. 症　候

1. 全身の症候

□発熱時には，発汗や顔面紅潮，脈拍数の増加，悪寒がみられ，頭重・頭痛または全身の筋肉痛や関節痛を伴うことがある．

□ショックは，なんらかの原因により心拍出量を維持できない場合に生じるもので，循環血液量減少性，心原性，閉塞性，血液分布異常性などに分類される．

□ショック時には，血圧の低下，心拍数の増加，脈拍の減弱，意識障害，乏尿・無尿，皮膚蒼白と冷や汗，発熱などがみられる．

□めまいには，回転性めまい，浮動性（動揺性）めまい，失神性めまい（立ちくらみ）などがある．

□めまいの種類と特徴を**表 62** に示す．

表 62　めまいの種類と特徴

めまいの種類	特　徴
回転性めまい	半規管，前庭神経，脳幹の異常などで生じ，眼振や嘔吐，耳鳴，難聴を伴う．良性発作性頭位めまい症やメニエール病，前庭神経炎，突発性難聴，聴神経腫瘍などでみられる
浮動性めまい	中枢・末梢神経障害や循環器系疾患，心因性など，さまざまな原因で生じる
失神性めまい	眼前暗黒感があり，多くは血圧の変動が原因となる

2. 感覚器

□難聴には，外耳・中耳に原因がある伝音性難聴と，内耳・蝸牛神経・脳に原因がある感音性難聴がある．

□難聴の種類と原因疾患について**表 63** に示す．

表 63　難聴の種類と原因疾患

難　聴	原因疾患
伝音性難聴	外耳炎，耳管狭窄症，中耳炎，耳硬化症，奇形など
感音性難聴	聴神経腫瘍，多発性硬化症，突発性難聴，メニエール病，加齢など

第7章　臨床医学総論

□耳鳴には，患者のみに聞こえる自覚的耳鳴と耳付近の構造により発生する他覚的耳鳴がある．
□自覚的耳鳴の原因には，騒音性難聴，老人性難聴，薬物，メニエール病などがある．

3．呼吸器，心臓，血管 □□□□□

□咳嗽（咳）には，痰を伴う湿性咳嗽と伴わない乾性咳嗽がある．
□喀痰（痰）は，咳によって気道から喀出されるもので，疾患ごとに特徴的な痰がみられる（**表 64**）

表 64　痰の種類と性状および疾患

痰の種類	性　状	疾　患
漿液性痰	無色透明で粘性が低く，サラサラした痰をいう	気管支喘息，肺水腫
粘液性痰	無色透明で粘性が高く，ネバネバした痰をいう	慢性気管支炎
膿性痰	黄緑色で粘性が高く，多数の好中球を含む	呼吸器感染症
血性痰	少量の血液を含み，10 mL 以上の血液は喀血という	肺癌，肺梗塞

□錆色痰は，膿性痰の一種で，肺炎球菌性肺炎（大葉性肺炎）でみられる．
□呼吸困難は，「息が苦しい」という主観的な症状で，呼吸器疾患や循環器疾患，消化器疾患，心因性疾患などでみられる．
□呼吸困難の種類について**表 65** に示す．

表 65　呼吸困難の種類

心臓性喘息	左心不全により肺うっ血を生じ，呼吸困難となるものをいう
労作性呼吸困難	労作時の息切れをいい，心不全の初期症状である
起座呼吸	呼吸困難が臥位で増強し，起座位または半座位で軽減する徴候で，臥位による肺うっ血の増悪が原因となる
発作性夜間呼吸困難	夜間には，交感神経刺激の減少や呼吸中枢の抑制が加わるため，呼吸困難となりやすい

□換気障害の分類について**表 66** に示す.

表 66　換気障害の分類

閉塞性換気障害	1 秒率が低下し（70%未満），呼気性の呼吸困難を呈する換気障害で，慢性閉塞性肺疾患（COPD）や気管支喘息でみられる
拘束性換気障害	肺活量が低下（80%未満）し，吸気性の呼吸困難を呈する換気障害で，間質性肺炎や肺線維症でみられる

□肺拡散能は，肺胞から肺胞毛細血管内に酸素などのガスを供給する能力で，COPD や間質性肺炎，肺線維症などで低下する.

□気道過敏性亢進は，刺激に対する気道の反応性が亢進している状態で，気管支喘息などでみられる.

4. 消化器 □□□□□

□腹痛は，主に消化器疾患でみられ，その部位から原因疾患を推定することができる.

□腹痛の生じる部位と考えられる疾患について**表 67** に示す.

表 67　腹痛の生じる部位と考えられる疾患

心窩部痛	胃・十二指腸潰瘍などの胃の疾患で多く，膵炎や虫垂炎初期，心筋梗塞や狭心症などの心疾患でもみられる
右季肋部痛	胆嚢，胆管の疾患で多い
左季肋部痛	膵炎，膵癌などでみられる
側腹部痛	尿路結石，腎盂腎炎などでみられる

□各疾患でみられる腹痛の特徴について**表 68** に示す.

□関連痛は，内臓痛が脊髄神経を刺激して，臓器のある部位とは離れた皮膚部位で限局的に痛みを感じるものをいう.

□各疾患でみられる関連痛の部位について**表 69** に示す.

□嘔吐は，延髄の嘔吐中枢の直接刺激や化学受容器引き金帯（CTZ）を介して生じる.

□悪心（おしん）は，化学受容器引き金帯（CTZ）の刺激で誘発され，閾値を超えると嘔吐を起こす.

第7章　臨床医学総論

表 68　各疾患でみられる腹痛の特徴

虫垂炎	上腹部に始まり，その後は回盲部に移動する
虚血性大腸炎	突然の左下腹部の疼痛から発症する
消化性潰瘍	胃潰瘍では食後，十二指腸潰瘍では空腹時に腹痛がみられる
胆石症	脂肪の多い食事摂取後に腹痛が悪化する
膵　炎	前傾姿勢（胸膝位，膵臓姿勢）により腹痛が軽減する

表 69　各疾患でみられる関連痛の部位

疾　患	関連痛の部位
心筋梗塞	左肩，左胸部，左上腕，左前腕内側，左手小指側
胆石	右肩肩甲上部，腰部，上腹部
胃・十二指腸潰瘍	上腹部，左背部
虫垂炎	上腹部，心窩部
腎結石	鼠径部，腰部
膵炎，膵臓癌	背中，腰部

□悪心や嘔吐は，腹膜炎や虫垂炎，腸閉塞（イレウス），急性肝炎，急性膵炎など，主に消化器疾患でみられる．

□一方，クモ膜下出血など中枢神経系の疾患では，悪心を伴わない嘔吐が生じる．

□吐血は，上部消化管出血でみられ，下血はすべての消化管出血でみられる．

□胃酸により血液が黒褐色に変化するため，胃・十二指腸潰瘍ではコーヒー残渣様の吐血，大量の消化管出血の際にはタール便がみられる．

□便秘には，腸蠕動の低下による弛緩性便秘，排便反射障害による直腸性便秘，腸管過緊張による痙攣性便秘，器質的狭窄による器質性便秘などがある．

□下痢には，腸管内の高浸透圧による浸透圧性下痢，炎症による滲出性下痢，腸管分泌の異常による分泌性下痢，腸運動の異常による下痢などがある．

□急性の下痢は，感染性，薬剤性のものが多く，慢性の下痢は非感染性のものが多い．

□感染性腸炎では，水様性下痢や粘血便がみられ，発熱を伴うことが多いが，コレラでは発熱を伴わない米のとぎ汁様下痢がみられる．

□慢性の下痢がみられる疾患には，潰瘍性大腸炎，クローン病，過敏性腸症候群，慢性膵炎（脂肪便がみられる），糖尿病，甲状腺機能亢進症などがある．

□嚥下困難は，脳血管障害，パーキンソン病，多発性硬化症，筋萎縮性側索硬化症（ALS）などの脳・神経系の疾患，重症筋無力症，皮膚筋炎，筋ジストロフィーなどの筋肉の疾患，食道癌などの食道疾患などでみられる．

□肝腫大は，肝容積の異常な増大のことで，肝疾患や胆道閉塞，右心不全などでみられる．

5. 血液，造血器，免疫 ■■■■■

□貧血は，赤血球，ヘモグロビン（Hb），ヘマトクリット値（Ht）のいずれかが減少した状態をいう．

□貧血は，赤血球の産生低下，赤血球の破壊亢進（溶血），赤血球の体外への喪失などが原因となる．

□出血傾向は，「出血が止まりにくい」や「出血しやすい」などの症状をいい，止血障害により生じる．

□止血障害には，血管または血小板の異常による一次止血障害と血液凝固の異常による二次止血障害がある．

□一次止血障害では，皮膚，粘膜の点状出血や溢血斑，鼻出血，消化管出血を生じる．

□二次止血障害では，皮下，筋肉，関節内への深部出血や血腫を生じる．

□止血障害の種類と予測される疾患について**表 70** に示す．

表 70　止血障害の種類と予測される疾患

一次止血障害	再生不良性貧血，急性白血病，巨赤芽球性貧血，特発性血小板減少性紫斑病（ITP），播種性血管内凝固症候群（DIC），全身性エリテマトーデス（SLE），肝硬変，腎不全，アレルギー性紫斑病など
二次止血障害	血友病，フォンヴィルブラント病，ビタミンK 欠乏，播種性血管内凝固症候群（DIC），肝硬変など

□易感染性とは，免疫力の低下により感染症にかかりやすい状態をいう．
□易感染性は，糖尿病や肝硬変，腎不全，悪性腫瘍，重症外傷・熱傷，ステロイド・抗癌剤・免疫抑制剤の投与，放射線治療などが原因となる．
□自己免疫反応とは，自己組織を異物として認識し，自己抗体や免疫細胞を産生して自己組織を攻撃する反応をいう．
□自己免疫疾患には，バセドウ病，関節リウマチ（RA），橋本病，全身性エリテマトーデス（SLE），血管炎などがある．

6. 泌尿・生殖器 ■■■■■

□泌尿器系の異常について**表 71** に示す．

表 71　泌尿器系の異常

多　尿	糖尿病や尿崩症などでみられる
乏　尿	腎血流の低下（心不全やショック，出血，脱水，腎動脈閉塞など），腎機能障害（腎炎やネフローゼ症候群など），尿路の通過障害（尿路結石や腫瘍など）などでみられる
排尿障害	排出障害と蓄尿障害がある．原因として，前立腺肥大症や神経因性膀胱，膀胱炎などがある
尿路結石	尿路（腎臓，尿管，膀胱，尿道）にできる結晶の石をいい，カルシウム結石が最も多い．その原因は不明が多く，副甲状腺機能亢進症やビタミン D 過剰など高カルシウム血症をきたす疾患でもみられる．なお，尿酸結石は高尿酸血症や痛風で，リン酸マグネシウムアンモニウム結石は尿路感染症でみられる

□生殖器系の異常について**表 72** に示す．

表 72　生殖器系の異常

過多月経	子宮筋腫，子宮腺筋症，子宮内膜症などでみられる
無月経	妊娠，視床下部・下垂体の機能不全，多嚢胞性卵巣症候群，甲状腺機能亢進症，神経性食思不振症などでみられる
（不正）性器出血	月経以外の性器からの出血をいう．原因疾患として，子宮腺筋症，腫瘍，子宮内膜症，子宮筋腫，ポリープなどがある

7. 心理・精神機能

□睡眠障害には，不眠症（入眠障害や中途覚醒，早朝覚醒など），過眠症，概日リズム睡眠障害，睡眠時無呼吸症候群，むずむず脚症候群，睡眠時随伴症（夢遊病，夜驚症など）がある．

□認知症は，脳疾患による症候群で，通常は慢性あるいは進行性である．

□認知症では，記憶，思考，見当識，理解，計算，学習能力，言語，判断などを含む，多数の高次皮質機能の障害が生じる．

□認知症の原因疾患には，アルツハイマー型認知症，レビー小体型認知症，前頭側頭型認知症，血管性認知症などがある．

□ピック病は，前頭側頭型認知症の一種で，人格や行動・感情の障害がみられる．

8. 神経，運動器

□頭痛には，一次性頭痛と基礎疾患を伴う二次性頭痛がある．

□一次性頭痛には，片頭痛，緊張性頭痛，群発頭痛などがあり，その特徴について**表 73** に示す．

表 73　一次性頭痛の種類と特徴

片頭痛	「ズキンズキン」あるいは「ガンガン」とする拍動性の激しい発作痛をいう
緊張性頭痛	後頸部から後頭部にかけて締めつけられるような圧迫感のある非拍動性の痛みをいう
群発頭痛	一側性で，眼窩周囲から前頭部，側頭部にかけての激しい痛みをいう

□クモ膜下出血では，バットで殴られたような激しい頭痛を生じる．

□運動麻痺は，神経系や筋の異常で随意的に筋肉を動かせなくなった状態である．

□運動麻痺は，麻痺部位や麻痺状態（痙性，弛緩性）により分類される．

□痙性麻痺は，錐体路の障害でみられる．

□弛緩性麻痺は，筋や末梢神経の障害でみられる．

□周期性四肢麻痺は，反復する発作性の四肢弛緩性麻痺をいい，アルドステロン症や甲状腺機能亢進症による低カリウム血症でみられる．

□筋萎縮性側索硬化症（ALS）では，上肢・下肢・顔・舌・喉・呼吸筋などに麻痺がみられるが，感覚障害，眼球運動障害，膀胱直腸障害，褥瘡などはみられにくい（陰性四徴候）．

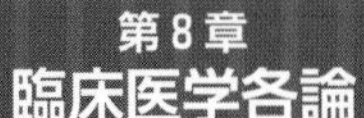

A. 感染症

1. 細菌感染症

□猩紅熱の概念・頻度・症状について以下に示す.

概　念	A群β溶血性レンサ球菌（溶連菌）の飛沫感染によって発症する全身性の感染症である
頻　度	幼児・学童に好発する
症　状	咽頭炎や扁桃炎，全身性の発疹，口囲蒼白，イチゴ舌などがみられる．合併症としては，急性糸球体腎炎，リウマチ熱がある

□破傷風の概念・症状について以下に示す.

概　念	皮膚創傷部位から侵入した破傷風菌が産生する神経毒素（テタノスパスミン）により，全身の骨格筋の強直性痙攣と持続的緊張をきたす疾患である
症　状	開口障害（牙関緊急），口輪筋の緊張による痙笑などがみられる．進行すると，後弓反張などの全身痙攣を生じて予後不良となる

□細菌性赤痢の概念・症状について以下に示す.

概　念	赤痢菌の経口感染により起こる急性感染性大腸炎である
症　状	しぶり腹（テネスムス）や頻回の膿粘血便が特徴的である

□ジフテリアの概念・症状について以下に示す.

概　念	ジフテリア菌の飛沫感染により，咽頭炎を引き起こす疾患である
症　状	発症から24時間のうちに，灰白色の偽膜が形成される

□黄色ブドウ球菌食中毒の概念・症状について以下に示す.

概念	黄色ブドウ球菌が食品内で毒素を産生し発症する毒素型食中毒である
症状	食品摂取後，1～6 時間後に激しい嘔吐や急激な腹痛，下痢で発症するが，発熱はみられない

□腸炎ビブリオ感染症の概念・原因・症状について以下に示す.

概念	腸炎ビブリオに汚染された食品の摂取により発症する腸管感染症である
原因	食中毒の原因として多く，夏季に魚介類の生食や加工食品を食べて感染するが，食品の加熱により予防できる
症状	潜伏期間は 12 時間前後で，激しい上腹部痛や水様～粘液性の下痢を発症する

□サルモネラ感染症の概念・原因について以下に示す.

概念	サルモネラ属の菌による感染症である．サルモネラ属の多くの菌は，食中毒の原因菌となり，急性胃腸炎を引き起こす
原因	夏季に，鶏卵，マヨネーズ，加熱が不十分な食肉類の摂取後や，ミドリガメなどのペットと接触したあとの食事後，1～3 日で発症する

□ボツリヌス食中毒の概念・原因・症状について以下に示す.

概念	ボツリヌス菌が食品中で毒素を産生し，発症する毒素型食中毒である
原因	嫌気性菌であるため，真空パックや缶詰・瓶詰などの食品摂取が原因となる．耐熱性の芽胞を形成するが，ボツリヌス毒素は 80℃で 30 分間（100℃なら数分以上）の加熱により失活する
症状	潜伏期間は 12～36 時間で，神経毒素により弛緩性麻痺を起こし，眼瞼下垂，複視，散瞳，嚥下困難，発語困難，四肢麻痺，呼吸困難などを生じる

□腸管病原性大腸菌感染症の概念・症状について以下に示す.

概念	腸管病原性大腸菌が，腸管内でベロ毒素を産生し引き起こす感染毒素型食中毒である
症状	3～5 日の潜伏期後，水様便で発症し，激しい腹痛と血便をきたす．合併症としては，溶血性尿毒素症候群（HUS），急性脳症がある

2. ウイルス感染症

□麻疹（はしか）の概念・原因・頻度・症状について以下に示す.

概　念	麻疹ウイルスによって引き起こされる急性の全身感染症である
原　因	麻疹ウイルスの空気（飛沫核）・飛沫・接触感染によって起こる
頻　度	生後 6 カ月以降の小児に好発する.
症　状	約 10 日の潜伏期を経て，カタル期→発疹期→回復期の順で進行する．カタル期には，上気道感染症状（かぜ様症状）のほか，頬粘膜にコプリック斑と呼ばれる特徴的な白斑がみられる

□風疹（三日麻疹）の概念・原因・頻度・症状について以下に示す.

概　念	風疹ウイルスによって引き起こされる急性の発疹性感染症である
原　因	風疹ウイルスの飛沫感染によって起こる
頻　度	幼児・学童に好発する
症　状	頸部リンパ節腫脹や発熱，顔面や体幹の発疹などがみられるが，発疹は 2～3 日で消退する

□水痘（水疱瘡）の概念・原因・頻度・症状について以下に示す.

概　念	水痘帯状疱疹ウイルス（VZV）の初感染によって引き起こされる急性の発疹性感染症である
原　因	ヘルペスウイルスの一種である VZV の空気感染によって起こる
頻　度	小児に好発する
症　状	発熱とともに，体幹を中心に紅斑（こうはん）→水疱（すいほう）→膿疱→痂皮（かひ）（かさぶた）形成の各段階における発疹が混在してみられる

□帯状疱疹の概念・原因・症状について，以下に示す.

概　念	水痘帯状疱疹ウイルス（VZV）の再活性化により発症する皮膚のかゆみや痛みを生じる疾患である
原　因	VZV 感染後，ウイルスが神経節に潜伏し，宿主の抵抗力低下で発症する
症　状	片側の肋間神経や顔面神経，三叉神経の支配領域に沿う神経痛様疼痛や紅暈を伴う小水疱の帯状集簇がみられ，予後良好である

□流行性耳下腺炎の概念・原因・頻度・症状について以下に示す．

概　念	ムンプスウイルスの感染により，耳下腺が腫脹する疾患で「おたふくかぜ」といわれる
原　因	病原体の飛沫感染によって起こる
頻　度	小児に好発する
症　状	発熱や耳下腺の腫脹をきたす．合併症としては，小児では髄膜炎，成人男性では精巣炎，成人女性では卵巣炎がある

□急性灰白髄炎（脊髄性小児麻痺）の概念・症状について以下に示す．

概　念	ポリオウイルスの経口感染により，脊髄前角に炎症を起こす疾患である
症　状	運動神経が障害されるため，四肢の弛緩性麻痺をきたす

□後天性免疫不全症候群（AIDS）の概念・原因・症状について以下に示す．

概　念	ヒト免疫不全ウイルス（HIV）がCD4陽性T細胞に感染し，徐々に死滅させることにより免疫不全となる疾患である
原　因	HIV（レトロウイルス科）の性・血液・母子感染によって起こる
症　状	感染後は，数年～数十年の無症候期を経て，発熱，体重減少，下痢，リンパ節腫脹などの症状が出現し，ニューモシスチス肺炎，サイトメガロウイルス感染症，カンジダ症などの日和見感染や悪性腫瘍，HIV脳症を発症する

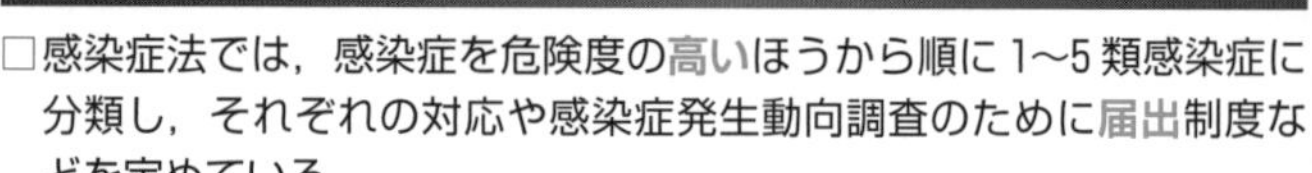

3. その他

□感染症法では，感染症を危険度の高いほうから順に1～5類感染症に分類し，それぞれの対応や感染症発生動向調査のために届出制度などを定めている．

□院内感染とは，医療施設で患者や医療従事者が新たに感染症に罹患することをいう．

□院内感染において重要な病原体には，セラチア，多剤耐性緑膿菌（MDRP），バンコマイシン耐性腸球菌（VRE），メチシリン耐性黄色ブドウ球菌（MRSA），血液媒介ウイルス（HBV，HCV，HIV），ディフィシル菌，結核菌などがある．

□日和見感染とは，免疫低下により弱病原性の病原体に対して感染症を起こすことをいう．

□抗菌薬の乱用により抗菌薬が効かない耐性菌が出現する．

□菌交代現象とは，抗菌薬の長期投与により体内の細菌叢のバランスが崩れることをいう．

B．神経・筋疾患

1．脳血管疾患 ■■■■■

□同名半盲の概念・原因について以下に示す．

概　念	両眼の同側視野が欠ける障害をいう
原　因	視覚野が存在する後頭葉の障害などで出現する

□半側空間無視の概念・原因・検査について以下に示す．

概　念	病側と反対側の刺激に対する認知が障害されている状態をいう
原　因	主に右の頭頂葉後方の障害で生じる
検　査	模写試験や線分抹消試験，線分二等分試験（直線の中点に印をつけさせる試験）などで検査される

□脳血管障害は，虚血性疾患と出血性疾患に分けられ，以下にそれぞれの特徴を示す．

虚血性疾患	脳血管の狭窄や閉塞によるもので，一過性脳虚血発作（TIA）や脳梗塞がある
出血性疾患	脳血管の破綻によるもので，脳内出血やクモ膜下出血がある

□脳梗塞の概念・病型について以下に示す．

概　念	虚血により脳組織が壊死に至る疾患である
病　型	アテローム血栓性脳梗塞，ラクナ梗塞，心原性脳塞栓症がある

□アテローム血栓性脳梗塞の概念・原因・症状について以下に示す.

概　念	血液中のコレステロールなどが動脈壁に沈着することで血管が狭くなり，そこに血栓などが詰まって生じる脳梗塞である
原　因	比較的大きな動脈の動脈硬化によって起こる
症　状	睡眠時など安静時に発症することが多く，その症状は階段状に進行する．なお，一過性脳虚血発作（TIA）と呼ばれる前駆症状がみられる場合がある

□ラクナ梗塞の概念・頻度・症状について以下に示す.

概　念	小血管の閉塞による小梗塞である
頻　度	高血圧を有する高齢者に好発する
症　状	軽いことが多い

□心原性脳塞栓症の概念・症状について以下に示す.

概　念	心臓に形成された血栓が脳動脈に詰まり，脳梗塞を起こすものをいう
症　状	日中の活動時に突然の片麻痺，構音障害，失語などの皮質症状や意識障害などで急激に発症し，突発的に症状が完成する

□出血性梗塞の概念・原因について以下に示す.

概　念	脳梗塞後，虚血により脆弱化した血管に血液が再流入することで出血を生じるものをいう
原　因	心原性脳塞栓の後に起こりやすい

□脳動脈解離の概念・原因・症状について以下に示す.

概　念	なんらかの原因により，脳動脈の内膜が裂けた状態である
原　因	交通事故や運動などで頸部に負荷が加わった際に椎骨動脈に好発する
症　状	突然の激しい後頭部痛で発症し，脳梗塞やクモ膜下出血を引き起こすことがある

2. 感染性疾患

□髄膜炎の概念・原因・分類・症状について以下に示す.

概　念	病原体の感染により，髄膜に炎症が起きる疾患である
原　因	病原体が中耳や副鼻腔などの感染巣から直接侵入するか，血行性に感染して生じる
分　類	細菌性や細菌が検出されない無菌性髄膜炎などがあるが，無菌性の多くはウイルス性である
症　状	項部硬直やケルニッヒ徴候などの髄膜刺激症状が認められる

3. 脳・脊髄腫瘍

□神経鞘腫の概念・症状について以下に示す.

概　念	良性脳腫瘍の一種で，ほとんどが内耳神経に好発する聴神経鞘腫である
症　状	一側性の高音域の難聴や耳鳴などの蝸牛症状で初発することが多い. 三叉神経の障害で角膜反射消失を，顔面神経の障害で顔面神経麻痺を，前庭神経の障害で眼振や眩暈(めまい)を，腫瘍による小脳の圧迫で失調性歩行などの歩行障害を起こす

□髄膜腫の概念・症状について以下に示す.

概　念	中年女性に多く発症する良性脳腫瘍である
症　状	頭痛やてんかん発作などを起こす

□下垂体腺腫の概念・分類について以下に示す.

概　念	主に下垂体前葉から発生する良性腫瘍である
分　類	腺腫のホルモン産生能の有無により，機能性と非機能性に分類される

□頭蓋内圧亢進の概念・原因・症状について以下に示す.

概　念	なんらかの原因により頭蓋内の体積が増大することで，頭蓋内圧が亢進した状態をいう
原　因	脳腫瘍や水頭症などでみられる
症　状	代表的症状として，頭痛，嘔吐，うっ血乳頭がある

4. 変性疾患

□パーキンソン病の概念・頻度・症状について以下に示す．

概　念	黒質のドパミン神経の変性により，錐体外路症状などの運動障害がみられる疾患である
頻　度	50～60 歳代で初発することが多い
症　状	4 大症状として，安静時振戦，無動，筋固縮，姿勢反射障害があり，一側性の上肢または下肢から発症することが多い．また，前傾姿勢，歩行障害（すり足やすくみ足など），仮面様顔貌や自律神経症状，精神症状なども出現する

□ウィルソン病の概念・原因・症状について以下に示す．

概　念	胆汁中への銅の排泄障害により，全身の組織に銅が沈着する先天性の疾患である
原　因	常染色体劣性遺伝の形式で発症する
症　状	肝硬変，振戦や構語障害などの神経症状，カイザー・フライシャー角膜輪などがみられる

5. 認知症

□アルツハイマー病の概念・症状について以下に示す．

概　念	大脳の全般的な萎縮や老人斑，神経原線維変化などを特徴とする神経変性疾患であり，認知症の原因の大半を占める
症　状	症状は緩徐に発症し，持続的に認知機能が低下する

□ゲルストマン症候群の概念・原因について以下に示す．

概　念	失書，失算，手指失認，左右誤認などの症状を呈する神経疾患である
原　因	頭頂葉の障害などで生じる

□脳血管性認知症の概念・症状について以下に示す．

概　念	脳血管障害によって発症する認知症である
症　状	障害部位に対応した機能のみが傷害されるまだら認知症となる．また，認知症状のほか，障害部位に対応する局所神経症状が出現する

□ピック病の概念・症状について以下に示す.

概　念	前頭葉や側頭葉前方の萎縮がみられる前頭側頭型認知症の一種である
症　状	特徴的な人格変化や行動異常がみられる

□プリオン病の概念・症状について以下に示す.

概　念	異常プリオン蛋白の感染による脳疾患である
症　状	急速に進行する認知症や四肢のミオクローヌス（筋の一部あるいは全体が，突発的に速い不随意運動を繰り返す状態）がみられる

6. 筋疾患

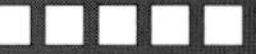

□重症筋無力症の概念・頻度・症状について以下に示す.

概　念	神経筋接合部のアセチルコリン受容体に対して自己抗体が産生され，運動神経から筋への情報伝達が障害される自己免疫疾患である
頻　度	女性に多い
症　状	眼瞼下垂や複視で初発し，胸腺腫を伴うことが多い．症状には，日内変動がみられ，午前中に軽く，午後に悪化する

□進行性筋ジストロフィーの概念・分類・原因について以下に示す.

概　念	骨格筋の変性・壊死と筋力低下を主体とする遺伝性疾患である
分　類	デュシェンヌ型が最多である
原　因	伴性劣性遺伝の形式をとるため，原則男児のみが発症する

□デュシェンヌ型筋ジストロフィーの概念・原因・症状・検査について以下に示す.

概　念	筋肉の構成蛋白であるジストロフィンが産生されないために，筋力低下や筋萎縮が起きる遺伝性の疾患である
原　因	ジストロフィン遺伝子の変異によって起こり，伴性劣性遺伝である
症　状	歩行開始の遅延や動揺性歩行がみられ，その後は登攀性起立（ガワーズ）徴候や腓腹筋の仮性肥大をきたす．また，アキレス腱の拘縮により尖足（せんそく）となる
検　査	血清クレアチンキナーゼ（CK）が上昇する

第8章　臨床医学各論

7. 運動ニューロン疾患 ■■■■■

□筋萎縮性側索硬化症（ALS）の概念・症状について以下に示す．

概念	上位・下位運動ニューロンの変性により，全身の筋肉が萎縮する疾患である
症状	一側上肢の遠位筋の筋力低下で初発する．錐体路徴候として「腱反射亢進，バビンスキー徴候など」が，球麻痺症状として「嚥下障害，構音障害，舌萎縮」などが，4 大陰性症状として「感覚障害，膀胱直腸障害，眼球運動障害，褥瘡」がみられる

8. 末梢神経疾患 ■■■■■

□ギラン・バレー症候群の概念・原因・症状・検査・予後について以下に示す．

概念	急性の末梢神経障害（ニューロパチー）である
原因	なんらかの先行感染後に発症することが多く，1～3 週間前に上気道感染や下痢の既往がある
症状	下肢から上行する左右対称性の弛緩性麻痺（脱力）を生じる
検査	髄液検査で，細胞数の増加を伴わない蛋白の増加がみられる
予後	多くは 6 カ月以内に自然治癒する

□橈骨神経麻痺の概念・原因・症状について以下に示す．

概念	手指や手首の運動をつかさどる橈骨神経の障害により，腕の運動障害などが起こる状態である
原因	上腕の圧迫，上腕骨骨折などが原因となる
症状	手関節背屈（伸展）障害および手指 MP 関節の伸展障害による下垂手がみられる

□正中神経麻痺の概念・分類について以下に示す．

概念	正中神経の圧迫によって，腕や指の運動および感覚障害を生じる疾患である
分類	前骨間神経麻痺と正中神経低位麻痺である手根管症候群，高位麻痺である回内筋症候群がある

□手根管症候群の概念・原因・症状・検査について以下に示す.

概 念	正中神経が手根管内で圧迫されることで, 母指～中指掌側の痺れや疼痛, 運動障害をきたす疾患である
原 因	炎症（腱鞘炎や関節リウマチなど）や解剖学的要因（骨折・脱臼など）, 代謝性疾患（透析アミロイドーシスや糖尿病など）などが原因となる
症 状	母指球筋の萎縮と母指対立筋の筋力低下による猿手がみられる
検 査	ファーレンテスト（手関節掌屈による痺れや疼痛をみる検査）やティネル徴候（手根部や肘部の神経圧迫部位の叩打により, 放散痛がみられる徴候）が陽性となる

□尺骨神経麻痺の概念・分類・症状について以下に示す.

概 念	上腕と前腕の内側を走行する尺骨神経が, なんらかの原因で圧迫されることにより, 感覚障害や運動障害を生じる疾患である
分 類	高位麻痺では肘部管症候群を, 低位麻痺ではギヨン管（尺骨神経管）症候群を生じる
症 状	母指内転筋の筋力が低下するためフローマン徴候がみられる

□肘部管症候群の概念・症状について以下に示す.

概 念	尺骨神経が, 肘部管内で絞扼されることにより起こる神経障害である（絞扼性神経障害）
症 状	鷲手（わしで）変形やティネル徴候がみられる

□梨状筋症候群の概念・症状について以下に示す.

概 念	坐骨神経の絞扼性神経障害である
症 状	坐骨神経痛がみられる

□総腓骨神経麻痺の概念・症状について以下に示す.

概 念	総腓骨神経の絞扼性神経障害である
症 状	下垂足（足関節の背屈不能による）や鶏歩（けいほ）（歩行時に膝を高く上げて歩く）などがみられる

□足根管症候群の概念・症状について以下に示す.

概　念	足根管内で，脛骨神経が絞扼されることにより起こる神経障害である
症　状	足底の痺れや疼痛がみられる

□ベル麻痺の概念・症状・治療について以下に示す.

概　念	一側性の末梢性顔面神経麻痺をきたす疾患である
症　状	閉眼不能（兎眼），額のしわ寄せ不能，味覚の低下，聴覚過敏，涙腺・唾液腺の分泌低下などがみられる
治　療	循環の改善や抗炎症を目的として，頸部の交感神経節に局所麻酔薬を注入する星状神経節ブロックが用いられる

9. 神経痛

□特発性三叉神経痛の概念・頻度・症状・治療について以下に示す.

概　念	血管による三叉神経の圧迫により，三叉神経の支配領域に沿った片側性の激痛を繰り返す疾患である
頻　度	40～60 歳代の女性に比較的多く発症する
症　状	痛みは，顔面へのさまざまな刺激で突発的に誘発され，数秒～数十秒持続する．好発部位は，第 2 枝および第 3 枝の領域で，触ると痛みが誘発されるトリガーポイントと呼ばれる部位がある
治　療	抗痙攣薬の内服が第一選択で，無効の場合は三叉神経ブロックや外科的手術が行われる

□坐骨神経痛の概念・原因について以下に示す.

概　念	坐骨神経の支配領域に放散痛がみられる疾患である
原　因	腰椎椎間板ヘルニア，腰椎部の脊椎分離すべり症，腰部脊柱管狭窄症，梨状筋症候群などが原因となる

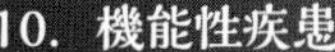

10. 機能性疾患

□片頭痛の概念・頻度・症状について以下に示す.

概　念	こめかみから側頭部に生じる拍動性の頭痛である
頻　度	20～40 歳代の女性に好発する
症　状	前駆症状として，閃輝暗点（視野の中心がみえにくくなり，その周囲にギザギザした光がちらつく）がみられ，入浴やアルコールなどで血管が拡張すると増悪する

□緊張型頭痛の概念・特徴について以下に示す.

概　念	後頭部頭蓋周囲に両側性に生じる非拍動性の頭痛である
特　徴	入浴や運動などで血流を改善すると軽快する

□群発頭痛の概念・頻度・症状について以下に示す.

概　念	一側の眼窩部がえぐられるような激痛発作を生じる頭痛である
頻　度	20～40 歳代の男性に多い
症　状	深夜に突然起こり，流涙や結膜充血，鼻閉，鼻漏，ホルネル症候群（交感神経の障害により眼瞼下垂，縮瞳，眼裂狭小，発汗低下などがみられるもの）などの自律神経症状を伴うことが多い

C. 呼吸器・胸壁疾患

1. 感染性肺疾患

□かぜ症候群の概念・原因について以下に示す.

概　念	種々の原因によって起こる上気道の急性炎症性疾患の総称である
原　因	ウイルス感染によるものが多い

□ニューモシスチス肺炎の概念・症状・検査について以下に示す．

概念	真菌の一種ニューモシスチス・イロベチイによる肺炎で，AIDSなど免疫低下宿主に好発する日和見感染症である
症状	三大症状として，急な発熱，乾性咳嗽（がいそう），呼吸困難がある
検査	胸部X線で，びまん性のスリガラス状陰影がみられる

□マイコプラズマ肺炎の概念・頻度・症状について以下に示す．

概念	マイコプラズマ（細胞壁をもたない細菌）による肺炎である
頻度	健常な若年者に好発する
症状	通常2〜3週間の潜伏期の後，激しく頑固な乾性咳嗽や発熱，胸痛がみられる．また，嗄声（かすれ声のこと）や耳痛，咽頭痛，消化器症状など，さまざまな症状が現れる場合がある

□結核の概念・症状・検査・予防について以下に示す．

概念	結核菌（抗酸菌の一種）の感染症であり，空気感染〔咳やくしゃみから生じた飛沫（病原体を含む水分の粒子）から水分が蒸発し，非常に軽い微粒子（飛沫核）を吸い込むことで感染するもの〕によって肺結核を引き起こす．ほとんどが不顕性感染であるが，免疫低下により顕性感染となる（二次結核）
症状	肺結核では，咳嗽，喀痰，発熱，全身倦怠感がみられる．肺結核が進行すると，盗汗（とうかん）（病的な寝汗），血痰，喀血などを生じる
検査	ツベルクリン反応（結核菌培養濾液から精製した抗原を皮内投与し，48時間後に接種部位の発赤などを測定して感染を診断する検査）では陽性となり，胸部X線検査では空洞病変などがみられる．近年，結核の血液検査ではクオンティンフェロン検査（特異抗原の投与により放出されるインターフェロン-γを測定する）が行われている
予防	BCG（弱毒化されたウシ型結核菌）の接種がある

2．閉塞性肺疾患

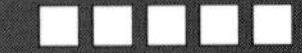

□慢性閉塞性肺疾患（COPD）の概念・原因・症状について以下に示す．

概念	肺気腫と慢性気管支炎の合併により引き起こされる不可逆的で進行性の閉塞性換気障害を呈する疾患である
原因	長期にわたる喫煙によって起こる
症状	労作時の呼吸困難や咳，痰などがみられる

□肺気腫の概念・症状について以下に示す．

概念	終末細気管支以下の肺胞壁の破壊を特徴とする疾患である
症状	口すぼめ呼吸，残気量の増加によるビール樽状胸郭などがみられる

□慢性気管支炎の概念・頻度・原因について以下に示す．

概念	気道の慢性炎症により気道分泌が亢進し，気道の狭窄をきたす閉塞性換気障害である
頻度	高齢の男性に好発する
原因	喫煙や大気汚染の関与が考えられている

□気管支喘息の概念・症状について以下に示す．

概念	気道の炎症や気道過敏性の亢進により，可逆性の気道狭窄をきたす閉塞性換気障害である
症状	発作性の呼気性呼吸困難を起こし，発作は夜間や早朝に出現しやすく，好発する季節は秋が最も多い

3．びまん性肺疾患

□拘束性肺疾患の概念・代表疾患について以下に示す．

概念	肺の拡張不全，容量の減少により呼吸機能障害をきたす疾患の総称である．肺活量の減少（<80%）を主徴候とし，肺コンプライアンス（肺の膨らみやすさ）が低下する
代表疾患	間質性肺炎（肺線維症）や肺水腫，無気肺などがある

□間質性肺炎の概念・検査について以下に示す．

概念	肺胞壁など肺の間質の炎症を主な病変とする疾患の総称であり，進行すると広範な肺線維症をきたす
検査	吸気終末時に捻髪音が聴取される

□特発性肺線維症の概念・頻度・症状について，以下に示す．

概念	原因不明の肺線維症である
頻度	50 歳以上の男性の喫煙者に多い
症状	乾性咳嗽，労作性呼吸困難，ばち状指などがみられる

4. 腫瘍性疾患

□原発性肺癌の概念・分類・症状・検査について以下に示す．

概念	肺胞や気管支の細胞から発生した悪性腫瘍である
分類	小細胞癌と非小細胞癌（扁平上皮癌，腺癌，大細胞癌）に分類される
症状	発生部位によって異なり，肺門部に発生すると呼吸困難が，反回神経へ浸潤すると嗄声が，上大静脈へ浸潤すると頭部や上肢のうっ血，浮腫が，頸部交感神経節へ浸潤するとホルネル症候群がみられる
検査	肺扁平上皮癌の腫瘍マーカーとして，SCC 抗原や CYFRA21 が用いられる

5. その他

□気胸の概念・分類について以下に示す．

概念	肺の一部が破れて空気が胸腔内に漏れ，肺が虚脱した（しぼんだ）状態をいう
分類	原発性自然気胸，続発性気胸，外傷性気胸，医原性気胸などに分類される

□原発性自然気胸の概念・頻度・症状・予後について以下に示す.

概　念	明らかな原因がなく発症する気胸で，肺にできた嚢胞（ブラやブレブ）が破裂することにより起こる
頻　度	高身長，痩せ型の若い男性に多い
症　状	突然の呼吸困難と胸痛で発症する
予　後	再発率は高く，喫煙は発症リスクを増加させる

□外傷性気胸の概念・原因について以下に示す.

概　念	外傷によって発症する気胸である
原　因	肋骨骨折や胸部への注射針の刺入などに伴って起こる

□緊張性気胸の概念・原因・治療について以下に示す.

病　態	吸気時に胸腔内に流入した空気が呼気時に排出されず，胸腔内圧が上昇する気胸である
原　因	自然気胸によって起こる例が多い
治　療	胸腔ドレナージによる脱気を緊急に行う必要がある

□CO_2 ナルコーシスの概念・原因について以下に示す.

概　念	体内への CO_2 の蓄積により，自発呼吸の減弱，呼吸性アシドーシス，意識障害などをきたす状態である
原　因	慢性閉塞性肺疾患（COPD）などのⅡ型呼吸不全の患者に，高濃度 O_2 投与を行った時などに生じる

□睡眠時無呼吸症候群の概念・頻度・症状について以下に示す.

概　念	睡眠中 10 秒以上の呼吸停止が 1 時間に 5 回以上みられる病態である
頻　度	肥満型の男性に好発する
症　状	睡眠中のいびきや日中の傾眠などがみられ，高血圧や虚血性心疾患，脳血管障害を伴うことがある

D. 循環器疾患

1. 心臓疾患 ■■■■■

□心不全の概念・症状・検査について以下に示す.

概 念	種々の原因により心臓のポンプ機能が低下し，全身に血液を送り出せなくなった状態である．また，うっ血（血流障害により静脈内に血液がとどまった病態）による症状が主体となるため，うっ血性心不全とも呼ばれる
症 状	左心不全では，心拍出量低下による症状（血圧低下，頻脈，冷汗，四肢チアノーゼ，脳虚血による意識障害，腎虚血による乏尿）と肺うっ血による症状（呼吸困難）がみられ，左心不全が進行すると肺高血圧となる．一方，右心不全では体循環のうっ血による症状（頸静脈怒張（どちょう），腹水，浮腫，肝腫大，体重増加）がみられる
検 査	胸部X線検査では心拡大が，血液検査では脳性ナトリウム利尿ペプチド（BNP）の上昇がみられる

□心臓弁膜症の概念・原因について以下に示す.

概 念	心臓弁や支持組織の障害により，急性または慢性の弁機能障害を起こす疾患の総称である
原 因	溶連菌感染によるリウマチ熱が多い（近年減少）

□僧帽弁狭窄症の概念・症状・検査について以下に示す.

概 念	僧帽弁の狭窄により，拡張期に左房から左室への血液の流入が障害される心臓弁膜症である
症 状	左心房圧が上昇するため，肺うっ血による症状がみられる
検 査	聴診では，拡張期に僧帽弁開放音（オープニングスナップ）や遠雷様の雑音（ランブル音）が聴取される

□僧帽弁閉鎖不全症の概念・検査について以下に示す.

概 念	僧帽弁閉鎖不全により，収縮期に左室から左房へ血液の逆流が生じる心臓弁膜症である
検 査	聴診で収縮期に逆流性の雑音が聴取される．また，I音の減弱が認められる

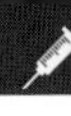

□大動脈弁狭窄症の概念・症状・検査について以下に示す.

病　態	大動脈の狭窄により，収縮期に左室から大動脈への血液の駆出が障害される心臓弁膜症である
症　状	心拍出量低下により，失神発作や遅脈（脈拍が遅いこと）・小脈脈圧（最高血圧と最低血圧の差が小さいもの），血圧低下がみられる．また，左心不全により肺うっ血となり，息切れや狭心痛などの症状がみられる
検　査	聴診では収縮期に駆出性雑音が聴取され，胸部 X 線検査では左室肥大の所見がみられる

□大動脈弁閉鎖不全症の概念・検査について以下に示す.

概　念	大動脈弁の閉鎖が不完全のため，拡張期に左心室に血液が逆流する心臓弁膜症である
検　査	聴診で，拡張期に灌水様雑音が聴取される

□僧帽弁逸脱症の概念・症状・検査について以下に示す.

概　念	収縮期に僧帽弁の一部が左房内に逸脱することにより，左室から左房に血液が逆流する症候群である
症　状	大部分は，無症状で経過する
検　査	聴診で，収縮中期のクリック音や逆流による収縮後期の雑音が聴取される

□心筋症の概念・分類について以下に示す.

概　念	心筋の変性により心機能障害をきたす疾患の総称である
分　類	拡張型心筋症，肥大型心筋症，拘束型心筋症などに分類される

□肥大型心筋症の概念・分類・治療について以下に示す.

概　念	心室筋の肥大により拡張機能の低下や不整脈などをきたす心筋症である
分　類	左室流出路の閉塞があるものを閉塞性肥大型心筋症といい，肥大型心筋症の約 25%を占める
治　療	突然死の危険性が高いため，激しい運動は禁止する

第8章　臨床医学各論

□心房中隔欠損症の概念・分類・病態について以下に示す.

概念	心房中隔の発育障害で欠損孔が生じ，左房から右房に血液が流入する先天性心疾患である
分類	卵円孔の位置での欠損（二次欠損）が最も多い
病態	左→右シャント（血液が本来通る場所とは別のルートを通るもの）により右心への血流量が増加し，右房・右室が拡大するため，肺血流量が増加する

□ファロー四徴症の概念・症状について以下に示す.

概念	肺動脈狭窄，心室中隔欠損症，大動脈騎乗（大動脈が左右の心室にまたがっている状態），右室肥大の 4 つの心奇形を伴う先天性心疾患である
症状	生後 2 カ月以降にチアノーゼ（低酸素）発作（急なチアノーゼの増強・不機嫌・多呼吸・痙攣の症状が出るもの）が出現する

□心原性ショックの概念・症状について以下に示す.

概念	心疾患により心拍出量が低下し，急激に末梢循環不全となった状態である
症状	蒼白（pallor），虚脱（prostration），脈拍触知不能（pulseless-ness），冷汗（perspiration），呼吸障害（pulmonary disorder）がみられる（ショックの 5P）

□心タンポナーデの概念・症状について以下に示す.

概念	心膜液貯留により心膜内圧が上昇し，心室の拡張障害をきたす状態である
症状	血圧低下，静脈圧上昇，心音減弱などがみられる

□自動体外式除細動器（AED）の目的・注意点について以下に示す

目的	心室細動などに対して電気ショックを与え，正常なリズムに戻す装置であり，薬事法に規定されている
注意点	操作方法が簡略化されているため，非医療従事者でも使用が可能であり，AED の解析時やショック実行時には対象者に触れてはならない

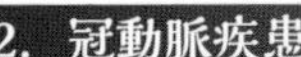

2. 冠動脈疾患

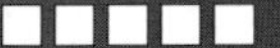

□虚血性心疾患の概念・原因について以下に示す．

概　念	冠状動脈の狭窄や閉塞により，心筋への血流が減少して酸素不足に陥った疾患の総称で，狭心症や心筋梗塞がある
原　因	動脈硬化を促進する因子（高血圧，脂質異常症，糖尿病，肥満，高尿酸血症，喫煙）やストレス，家族歴などが危険因子となる

□狭心症の概念・分類・検査・治療について以下に示す．

概　念	冠動脈の一過性の狭窄や攣縮による短時間の心筋虚血状態である	
分　類	労作性狭心症	最も多く，運動時に胸痛発作がみられ，安静により痛みは消失する
	不安定狭心症	発作の発現様式や症状に変化があり，心筋梗塞に移行しやすい
	冠攣縮性狭心症（異型狭心症）	冠動脈の攣縮が原因となり，夜間～早朝，安静時に発作がみられることが多い（安静時狭心症）．心電図では ST 上昇がみられる
検　査	典型例では，発作時に心電図で ST 低下がみられる．また，労作性狭心症に対しては運動負荷心電図を，安静時狭心症に対してはホルター心電図（携帯型の心電計を装着することで 24 時間の記録を行うもの）を用いる	
治　療	ニトログリセリン（血管拡張作用をもつ硝酸薬の一種）舌下錠が有効である	

□心筋梗塞の概念・症状・検査について以下に示す．

概　念	冠動脈の閉塞により，心筋が壊死に陥った疾患である
症　状	胸痛は激しく，長時間持続する．ニトログリセリンは無効である
検　査	心電図では，経時的に ST 上昇，異常 Q 波，冠性 T 波がみられる．心筋の壊死により，クレアチンキナーゼ（CK）や AST，LDH などの逸脱酵素やトロポニン T やミオグロビン，H-FABP などの心筋内の成分が血中に増加する

3. 動静脈疾患

□動脈硬化の概念・分類について以下に示す．

概　念	動脈の血管が硬くなり，弾力性を失った状態である
分　類	血管内膜にコレステロールなどの脂質が沈着して粥状硬化巣を形成するアテローム性（粥状）動脈硬化が最も多い

□大動脈瘤の概念・症状について以下に示す．

概　念	動脈硬化などにより動脈壁の弾力性が低下し，動脈が瘤状に膨らんだ状態となる
症　状	無症状で経過する例が多い

□解離性大動脈瘤の概念・症状・経過について以下に示す．

概　念	大動脈の内膜が裂け，裂け目に血液が流入し，動脈瘤を形成する疾患である
症　状	突然の胸背部の激痛で発症する
経　過	未治療の場合，予後は致命的となる

4. 血圧異常

□高血圧症の分概念・分類・原因について以下に示す．

概　念	血圧が高い状態が持続する状態である
分　類	原因不明の本態性高血圧と基礎疾患が原因となる二次性高血圧に分類され，ほとんどが本態性高血圧である
原　因	肥満やストレス，塩分過剰摂取，アルコール過飲など，さまざまな生活習慣が危険因子となる

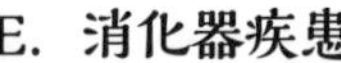

E. 消化器疾患

1. 食道疾患

□逆流性食道炎の概念・症状について以下に示す.

概　念	胃酸の逆流により，食道粘膜にびらんや潰瘍（粘膜下層に及ぶ組織の欠損）などを生じる疾患である
症　状	胸やけや呑酸（どんさん）（口の中に上がってくる酸っぱい味覚）などがみられる

□マロリー・ワイス症候群の概念・原因について以下に示す.

概　念	嘔吐の反復により食道下端の粘膜に裂創を生じ，吐血をきたす疾患である
原　因	過度のアルコール摂取などが誘因となる

□食道癌の概念・特徴・原因・症状・検査・治療について以下に示す.

概　念	食道粘膜に生じる悪性腫瘍である
特　徴	組織型では扁平上皮癌が多く，胸部中部食道に好発する
原　因	危険因子として，アルコール，喫煙，熱い食事などがある
症　状	初期は無症状が多く，進行すると，狭窄感，嚥下困難（特に固形物），体重減少，嗄声（食道癌により反回神経が圧迫されるとみられる）などを生じる
検　査	腫瘍マーカーとして，扁平上皮癌関連抗原（SCC），癌胎児性抗原（CEA）が用いられる
治　療	早期癌では，内視鏡的治療が可能であり，それ以外では外科的治療，化学放射線療法を行う

2. 胃疾患

□ヘリコバクター・ピロリ（ピロリ菌）の感染は，慢性胃炎や胃・十二指腸潰瘍，胃癌の発症と関連があるとされる．

□胃・十二指腸潰瘍の概念・好発・症状・検査について以下に示す．

概念	胃酸や消化酵素が自己の組織に作用し（自己消化），潰瘍を形成する疾患（消化性潰瘍）である
好発	胃潰瘍では小弯，十二指腸潰瘍では球部前壁に好発する．いずれも，男性に多く発症する
症状	胃潰瘍では食後に，十二指腸潰瘍では空腹時に心窩部痛を生じる．出血すると，コーヒー残渣様の吐血やタール便がみられる
検査	上部消化管内視鏡検査で，ニッシェ（潰瘍の陥凹部に造影剤が貯留した所見）やひだ集中像が認められる

□胃癌の概念・頻度・症状・検査について以下に示す．

概念	胃粘膜に発生する悪性腫瘍で，組織型のほとんどが腺癌である
頻度	50 歳以降に好発する
症状	早期は無症状だが，進行すると体重減少や腹部不快感，心窩部痛などが出現する
検査	腫瘍マーカーとして，CEA，CA19-9，AFP などが用いられるが，早期癌では上昇しづらく，進行胃癌の治療効果や術後の経過観察の判定に用いられる

□ダンピング症候群の概念・症状について以下に示す．

概念	胃切除後，胃の貯留機能が低下することで，摂取した食物が小腸に急速に流入し，食後に腹痛や下痢，悪心・嘔吐，動悸，冷汗，眩暈などの症状を呈する症候群である
症状	食後 2〜3 時間後に発生するものを後期ダンピング症候群といい，インスリン過剰分泌による低血糖症状が出現する

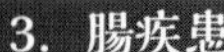

3. 腸疾患

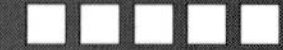

□潰瘍性大腸炎の概念・特徴・頻度・症状・検査について以下に示す．

概　念	主に大腸粘膜にびらんや潰瘍を生じる原因不明のびまん性炎症性疾患である
特　徴	直腸から始まり，連続性に広がる全周性の病変がみられる
頻　度	若年者に好発する
症　状	繰り返す粘血便，下痢，腹痛などがみられる．腸管内合併症としては，大量出血，中毒性巨大結腸症，狭窄，穿孔，大腸癌などがある．また，腸管外合併症としては，アフタ性口内炎，眼症状（虹彩炎やぶどう膜炎など），関節炎，結節性紅斑，強直性脊椎炎，静脈血栓，壊疽性膿皮症，原発性硬化性胆囊炎などがある
検　査	内視鏡検査では，偽ポリポーシス，ハウストラの消失（鉛管像）などを認める

□クローン病の概念・特徴・症状・検査について以下に示す．

概　念	原因不明の肉芽腫性炎症性疾患である
特　徴	消化管壁は全層性に障害される．病変は非連続性で，口から肛門までのすべての消化管に起こりうるが，回盲部に好発する
症　状	主症状としては，発熱，体重減少，腹痛・圧痛，下痢がある．腸管外合併症としては，虹彩炎，アフタ性口内炎，関節炎，肛門部病変，結節性紅斑などがある
検　査	内視鏡検査では，縦走潰瘍や敷石像などの所見が認められる

□腸閉塞（イレウス）の概念・分類・症状について以下に示す．

概　念	腸管内の肛門側への通過が障害された状態である
分　類	物理的な腸管狭窄による機械的イレウスと，腸管の麻痺や痙攣による機能的イレウスに分類される
症　状	排便・排ガスの停止，腹部膨満感，腹痛，嘔吐などがみられる

□虚血性大腸炎の概念・症状・経過について以下に示す.

概念	動脈硬化や慢性の便秘などが原因となって起こる大腸の血行障害である
症状	突然の腹痛と下血，下痢で発症する
経過	大部分の症例が保存的治療で 1～2 週間のうちに治癒する.

□虫垂炎の概念・好発・症状・検査について，以下に示す.

概念	異物や糞石などが原因となって虫垂内が閉塞し，二次的に細菌感染を起こす化膿性の炎症である
好発	10～20 歳に好発する
症状	心窩部痛や食欲不振，悪心，嘔吐などで発症する．その後，右下腹部に痛みが移動し，軽度の発熱を伴う．また，ブルンベルグ徴候（腹壁を押した時よりも離した時に痛みが強くなる現象で，反跳痛ともいわれる）や筋性防御（腹壁を触ると腹壁が病的に緊張して板状になるもので，腹腔内の強い炎症を示唆する）などの腹膜刺激症状がみられる
検査	触診で，マックバーネー点（右上前腸骨棘と臍を結んだ外側 3 分の 1 の位置にある圧痛点）やランツ点などの圧痛を認める

□過敏性腸症候群（IBS）の概念・病型について以下に示す.

概念	器質的病変がみられないにも関わらず，消化器症状がみられる状態をいう
病型	便秘型，下痢型，それらを繰り返す交替型などがある

□大腸癌の概念・特徴・症状・診断について以下に示す.

概念	大腸粘膜に生じる悪性腫瘍である
特徴	多くは腺癌で，直腸や S 状結腸に好発する
症状	早期は無症状だが，進行すると血便，便秘，下痢，便柱狭小化などの症状が出現する
診断	腫瘍マーカーとして，CEA，CA19-9 が用いられる

□家族性大腸ポリポーシスの概念・経過について以下に示す.

概念	大腸粘膜に 100 個以上のポリープができる遺伝性疾患である
経過	放置すると癌化する確率が高い

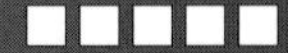

4. 肝臓疾患 ■■■■■

□A 型肝炎の概念・原因・症状・経過・予防について以下に示す.

概　念	A 型肝炎ウイルス（HAV）による急性ウイルス性肝炎である
原　因	生ガキなどの摂取が原因となり，HAV が経口感染することで発症する
症　状	発熱や黄疸などの一過性の急性肝炎症状を起こす
経　過	終生免疫獲得のため，慢性化しない
予　防	ワクチンが用いられている

□B 型肝炎の概念・原因・検査・経過・治療・予防について以下に示す.

概　念	B 型肝炎ウイルス（HBV）による急性または慢性のウイルス性肝炎である
原　因	DNA ウイルスである HBV の血液・性・母子感染により発症する.医療従事者の針刺し事故などが原因となることもある
検　査	血清 HBe 抗原・HBs 抗原は B 型肝炎感染の状態を，血清 HBc 抗体・HBe 抗体・HBs 抗体は感染の既往を示す
経　過	成人では治癒することが多く，母子（垂直）感染では慢性化することが多い
治　療	抗ウイルス作用のあるインターフェロンが用いられる
予　防	ワクチンが用いられている

□C 型肝炎の概念・原因・経過・治療について以下に示す.

概　念	C 型肝炎ウイルス（HCV）による急性または慢性のウイルス性肝炎である
原　因	HCV の血液感染によって起こる
経　過	慢性化率が高い
治　療	抗ウイルス作用のあるインターフェロンが用いられる

□E 型肝炎の概念・原因・経過について以下に示す.

概　念	E 型肝炎ウイルス（HEV）による急性ウイルス性肝炎である
原　因	HEV の経口感染によって起こる
経　過	一過性であり，慢性化しない

□劇症肝炎の概念・原因について以下に示す.

概　念	急激で広範な肝細胞の壊死により，高度の肝不全を呈する予後不良な疾患である
原　因	B 型肝炎が最も多い

□慢性肝炎の概念・原因・症状・経過について以下に示す.

概　念	肝臓の炎症が 6 カ月以上続いている状態をいう
原　因	HCV・HBV 感染によるものが多い
症　状	無症状のことが多い
経　過	慢性化状態の継続により肝硬変に移行し，肝細胞癌の発症リスクが高くなる

□肝硬変の概念・症状について以下に示す.

概　念	あらゆる慢性進行性肝疾患の終末像で，最終的に肝不全に至る
症　状	皮膚症状としては，クモ状血管腫，手掌紅斑があり，性ホルモンの代謝障害によって女性化乳房がみられる．また，門脈圧の亢進（門脈圧亢進症）により，メズサの頭（腹壁静脈の怒張），脾腫，食道・胃静脈瘤，腹水貯留などがみられる

□肝細胞癌の概念・原因・検査について以下に示す.

概　念	肝臓の細胞が腫瘍化したものである
原　因	多くは C 型肝炎による肝硬変や慢性肝炎を経て発症する
検　査	腫瘍マーカーとして，AFP，PIVKA-Ⅱなどが用いられる

□脂肪肝の概念・原因について以下に示す.

概　念	肝細胞内に中性脂肪（トリグリセリド）が蓄積した状態である
原　因	アルコール，肥満，糖尿病などが関与する

5. 胆道疾患

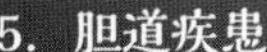

□胆石症の概念・分類・特徴・症状について以下に示す.

概　念	胆汁が流れる胆道に，石（胆石）ができる疾患である
分　類	胆嚢結石（最多 80%），総胆管結石，肝内胆管結石に分類される
特　徴	結石の種類では，コレステロール結石が最多である．その他，ビリルビン結石などがある
症　状	胆嚢結石では無症状が多いが，胆石が胆嚢頸部や胆管に嵌頓（かんとん）すると右季肋部や心窩部などに疼痛を生じる．発作は，脂質に富む食事後に生じやすい

□急性胆嚢炎の概念・原因・症状・検査について以下に示す.

概　念	主に，胆石により胆汁の流れが障害されて細菌感染を起こし，胆嚢に炎症を生じる疾患である
原　因	胆嚢結石が多い
症　状	食後に右季肋部痛，発熱，悪心，嘔吐などがみられる
検　査	触診では，圧痛，筋性防御，Murphy 徴候（右季肋部を圧迫しながら患者に深呼吸させると，痛みのため途中で呼吸できなくなる現象）などを認める．また，血液検査では白血球増加，CRP 高値，赤沈亢進の炎症所見がみら，腹部超音波検査や CT では，胆嚢壁の肥厚や胆嚢の腫大を認める

6. 膵臓疾患

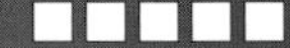

□急性膵炎の概念・症状・検査について以下に示す.

概　念	アルコールや胆石などが原因となり，膵酵素が膵実質を破壊する（自己消化）疾患である
症　状	持続的な上腹部痛・背部痛，発熱，悪心，嘔吐などがみられる．腹痛は，胸膝位で軽減する
検　査	血清・尿中にアミラーゼやリパーゼなどの膵逸脱酵素（本来，細胞内に存在する酵素が細胞壊死により血液中に流出したもの）の上昇がみられる

□慢性膵炎の概念・原因・症状・検査について以下に示す.

概念	膵臓の炎症により，膵実質の脱落，線維化，石灰化などの不可逆的な変化が生じる疾患である
原因	アルコールが最も多い
症状	進行すると，膵臓の外分泌・内分泌能が低下し，脂肪便，下痢，糖尿病，体重減少などがみられる
検査	血清・尿中にアミラーゼやリパーゼなどの膵逸脱酵素の上昇がみられる

□膵癌の特徴・症状・検査について以下に示す.

特徴	膵管上皮由来の悪性腫瘍で，膵頭部に好発する
症状	初期は無症状で，進行すると腹痛，黄疸，腰背部痛，体重減少や急激な糖尿病の発生がみられる
検査	血液検査では，膵酵素や胆道系酵素，腫瘍マーカー（CA19-9，CEA）の上昇がみられる

F．泌尿器・生殖器疾患

1．糸球体疾患 ■■■■■

□急性糸球体腎炎の概念・原因・症状・検査・経過について以下に示す.

概念	急性に血尿や蛋白尿を呈する急性腎炎症候群である
原因	多くは先行感染から 10 日～2 週間後に発症する．原因としては，A 群 β 溶血性連鎖球菌が最も多い
症状	顕微的血尿（必発），浮腫（上眼瞼に好発），高血圧，蛋白尿（軽度），尿量の減少がみられる
検査	血液尿素窒素（BUN；蛋白代謝物である尿素に含まれる血液中の窒素量で，腎機能低下により上昇する）の上昇，血清クレアチニン（Cr）の上昇，血清補体価の低下がみられる
経過	予後良好で，自然治癒することが多い

□尿毒症の概念・症状について以下に示す.

概　念	腎機能が高度に低下した結果，生体内に老廃物が蓄積し，生体の恒常性が維持できなくなった状態である
症　状	水やNaの貯留により，浮腫，肺水腫，高血圧などがみられる．また，不揮発性酸の蓄積により代謝性アシドーシスとなって高カリウム血症と，ビタミンDの活性化障害により低カルシウム血症となって骨代謝障害が生じる．さらに，エリスロポエチンの分泌低下により貧血がみられる

□ネフローゼ症候群の概念・症状について以下に示す.

概　念	糸球体障害による大量の蛋白尿（3.5 g/日以上）と，これに伴う低蛋白血症のほか，脂質異常症，浮腫などを呈する症候群である
症　状	アルブミンの尿中への流出によって低アルブミン血症となり，膠質浸透圧が低下するため浮腫がみられる．また，血清コレステロールが上昇する

2. 腎不全

□急性腎障害（急性腎不全）の概念・分類・原因・経過について以下に示す.

概　念	数時間～数週間の間に急激に腎機能が低下する病態である	
分　類	原因により，腎前性，腎性，腎後性に分類される	
原　因	腎前性腎障害	循環血液量の減少や心拍出量の低下などによる腎血流量の低下によって起こる
	腎性腎障害	腎実質の障害によって生じる急性腎不全であり，腎前性からの移行，薬剤性，横紋筋融解症によるミオグロビン尿症，急性尿細管間質性腎炎，急性腎炎症候群，急速進行性糸球体腎炎，播種性血管内凝固症候群（DIC），溶血性尿毒症症候群（HUS）などが原因となる
	腎後性腎障害	尿路の通過障害により，尿がうっ滞することで生じる
経　過	原因の除去により，腎機能の回復が期待される	

□慢性腎不全は現在，慢性腎臓病として早期の段階から末期腎不全までの一連の病態を捉える，新しい疾患概念に置き換わっている.

□慢性腎臓病（CKD）の概念・症状について以下に示す.

概念	なんらかの腎障害が3カ月以上持続する病態で，腎機能の回復は期待されない（不可逆性）
症状	初期には症状がみられることが少ないが，進行すると尿毒症の症状が出現する

3. 感染症

□腎盂腎炎の概念・原因・頻度・症状について以下に示す.

概念	腎盂やその周辺組織が，細菌感染により炎症を起こす疾患である
原因	主に大腸菌を起因菌とした上行感染により起こる
頻度	若い女性に多い
症状	高熱や悪心，嘔吐がみられ，肋骨脊柱角（CVA）の叩打痛を認める

□膀胱炎の概念・原因・頻度・症状について以下に示す.

概念	細菌感染により，膀胱粘膜に炎症を起こす疾患である
原因	多くは，大腸菌を起因菌とした上行感染によるものである
頻度	若い女性に多い
症状	膀胱炎の3大症状として，頻尿，排尿痛，尿混濁がある．通常は，発熱しない

4. 腫瘍性疾患

□腎細胞癌の概念・頻度・症状・治療について以下に示す.

概念	近位尿細管に由来する悪性腫瘍である
頻度	50～60歳代の男性に好発する
症状	早期は無症状だが，進行すると肉眼的血尿，腰背部痛，腹部腫瘤などが出現する
治療	化学療法や放射線療法には抵抗性を示すため，手術療法が基本となる

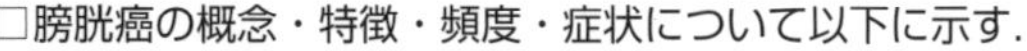

□膀胱癌の概念・特徴・頻度・症状について以下に示す.

概　念	膀胱粘膜に発生する悪性腫瘍である
特　徴	ほとんどが移行上皮癌である
頻　度	高齢男性に好発する
症　状	無症候性肉眼的血尿が初発症状となることが多い

5. 結石症 □□□□□

□尿路結石の概念・分類・特徴・症状について以下に示す.

概　念	腎臓から尿道までの尿路に結石を生じる疾患である
分　類	結石の生じる部位で，上部（腎・尿管）結石症，下部（膀胱・尿道）結石症に分類される
特　徴	結石の種類は，カルシウム結石が大部分を占める
症　状	結石が尿管の狭窄部位に詰まると激痛となり，尿管が傷害されると血尿を生じる

6. 前立腺疾患 □□□□□

□前立腺肥大症の概念・症状について以下に示す.

概　念	加齢に伴い，前立腺の内腺部が肥大したものである
症　状	頻尿などの蓄尿症状や排尿開始の遅れなどの排尿症状（排尿困難），残尿感などの排尿後症状がみられ，高度な肥大では慢性尿閉となる

□前立腺癌の概念・特徴・検査について以下に示す.

概　念	前立腺の辺縁部に好発する悪性腫瘍である
特　徴	50 歳以上の男性に多く，男性ホルモンの作用で増殖が促進される
検　査	腫瘍マーカーとして，前立腺特異抗原（PSA）が用いられる

7. 女性生殖器疾患

□子宮筋腫の概念・頻度・症状について以下に示す.

概念	エストロゲン依存性の平滑筋腫である
頻度	30〜40 歳代に好発する
症状	月経困難症, 不妊, 過多月経, 不正性器出血, 疼痛などがみられるが, 約半数が無症状で進行する

□子宮頸癌の概念・頻度・原因について以下に示す.

概念	子宮頸部に発生した悪性腫瘍である
頻度	女性生殖器の癌では, 最も頻度が高い
原因	発生には, ヒトパピローマウイルス（HPV）の関与がある

□子宮体癌の概念・頻度・原因について以下に示す.

概念	子宮体部の内膜に発生する悪性腫瘍である
頻度	閉経前後の女性に好発する
原因	多くはエストロゲン依存性であり, エストロゲンの作用により増殖が促進される

□卵巣嚢腫の概念・症状について以下に示す.

概念	良性の卵巣腫瘍である
症状	初期は無症状であるが, 腫瘍が大きくなると腹部膨満感や腰痛, 他臓器への圧迫症状が出現する

G. 血液疾患

1. 赤血球疾患

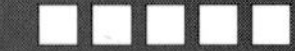

□鉄欠乏性貧血の概念・頻度・原因・症状・検査・治療について以下に示す.

概　念	鉄の欠乏により，ヘモグロビン合成が障害されて起こる貧血である
頻　度	最も頻度が高い貧血で，女性に多く発症する
原　因	鉄の吸収不良（胃切除や偏食など），鉄の需要増大（成長期や妊娠時など），鉄の喪失（出血）などが原因となる
症　状	一般貧血症状のほか，スプーン状爪などがみられる
検　査	血清フェリチン（肝臓に蓄えられている鉄を含む蛋白質で，一定の割合で血中に溶け出すため，体内貯蔵鉄量を反映するマーカーとして用いられる）の低下，総鉄結合能〔血清中のすべてのトランスフェリン（鉄を運ぶ蛋白質）と結合できる鉄の量〕の上昇がみられる
治　療	鉄剤の経口投与が原則で，血清フェリチンが正常化するまで継続する

□巨赤芽球性貧血の概念・原因・症状について以下に示す.

概　念	なんらかの原因により，骨髄に巨赤芽球が出現する貧血の総称である．また，巨赤芽球性貧血のうち，自己免疫学的機序により内因子（胃の壁細胞から分泌される蛋白質で，ビタミン B_{12} の吸収に関与する）が低下して起こるものを悪性貧血という
原　因	ビタミン B_{12} や葉酸の欠乏により DNA の合成が障害されて生じる
症　状	一般貧血症状のほか，舌炎，年齢不相応な白髪などがみられる．ビタミン B_{12} 欠乏によるものでは，神経症状，ハンター舌炎がみられる

□溶血性貧血の概念・症状について以下に示す.

概　念	なんらかの原因により，赤血球が破壊されること（溶血）によって起こる貧血の総称である
症　状	溶血により血液中のビリルビンが上昇し，黄疸が生じる

□再生不良性貧血の概念・症状について以下に示す.

概　念	骨髄低形成により，汎血球減少をきたす疾患である
症　状	赤血球の減少による貧血，白血球の減少による易感染性，血小板の減少による出血傾向がみられる

2. 白血球疾患

□白血病の概念・分類について以下に示す.

概　念	腫瘍化した造血細胞（白血病細胞）が増殖する疾患である	
分　類	急性白血病	未熟な白血病細胞（芽球）が増殖する
	慢性白血病	未熟～成熟したすべての白血病細胞が増殖する

□急性白血病の概念・分類・検査について以下に示す.

概　念	遺伝子異常が生じた造血幹細胞が分化能を失い，異常な芽球として増殖する疾患である	
分　類	急性骨髄性白血病	骨髄系の細胞が増殖し，成人に多い
	急性リンパ性白血病	リンパ系の細胞が増殖し，小児に多い
検　査	骨髄で増殖した多数の幼若芽球が末梢血に出現するため，白血病裂孔が陽性となる	

□慢性骨髄性白血病の概念・検査・経過について以下に示す.

概　念	フィラデルフィア染色体をもつ異常な造血幹細胞が腫瘍性に増殖する疾患である
検　査	各成熟段階の顆粒球の増加が認められる（白血病裂孔陰性）
経　過	無治療の場合，芽球が著増する急性白血病類似の病態へ急性転化を起こし，予後不良となる

3. リンパ網内系疾患

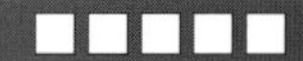

□悪性リンパ腫の概念・分類・症状について以下に示す.

概　念	リンパ組織の悪性腫瘍である
分　類	ホジキン病（10%），非ホジキンリンパ腫（90%）に分類される
症　状	頸部の無痛性リンパ節腫脹を初発とし，発熱，盗汗，体重減少のB症状がみられる

□多発性骨髄腫の概念・頻度・症状について以下に示す.

概　念	形質細胞が骨髄で腫瘍化する疾患である
頻　度	高齢者に多い
症　状	破骨細胞が活性化されて骨融解を起こし，病的骨折や高 Ca 血症をきたす．その他，腎機能障害や貧血，易感染性などがみられる

4. 出血性疾患

□特発性血小板減少性紫斑病（ITP）の概念・症状・治療について以下に示す.

概　念	血小板に対する自己抗体が産生され，血小板の破壊が亢進する疾患である
症　状	主症状は，皮下の点状出血，紫斑である．その他，歯肉出血，鼻出血など，皮膚粘膜の出血症状がみられる
治　療	副腎皮質ステロイド投与が第一選択であり，効果が不十分の場合は，脾臓摘出や免疫抑制剤投与が行われる

□血友病の概念・分類・原因・症状・検査・治療について以下に示す.

概　念	血液凝固因子の先天的な異常により血液凝固障害をきたす疾患である	
分　類	血友病 A	血液凝固第Ⅷ因子の異常により起こる
	血友病 B	血液凝固第Ⅸ因子の異常により起こる
原　因	伴性劣性遺伝であり，原則男児のみに発症する	
症　状	関節内や筋肉内など，深部組織への出血がみられる	
検　査	血小板数は正常，出血時間は正常，活性化部分トロンボプラスチン時間（APTT）は延長，プロトロンビン時間（PT）は正常である	
治　療	欠乏因子の補充が主体となる	

□播種性血管内凝固症候群の概念・検査について以下に示す.

概　念	なんらかの基礎疾患に合併して血液凝固系が亢進し，全身の血管内に微小血栓が多発して虚血性の臓器障害をきたす病態である
検　査	血小板数の低下，出血時間の延長，APTT の延長，PT の延長，赤沈遅延，フィブリン分解物の上昇，D-ダイマー（フィブリン分解産物の一つ）の上昇などがみられる

H. 代謝・栄養疾患

1. 糖代謝異常

□糖尿病の概念・分類・原因・症状・検査・治療について以下に示す．

概　念	インスリンの作用不足により，慢性の高血糖をきたす疾患である	
分　類	Ⅰ型糖尿病	膵β細胞の破壊によりインスリンの絶対的欠乏に陥る
	Ⅱ型糖尿病	インスリン分泌障害とインスリン抵抗性の増大がさまざまな程度で生じて起こる．日本では95%がⅡ型糖尿病である
原　因	Ⅰ型糖尿病	自己免疫学的機序やウイルス感染などの関与が考えられている
	Ⅱ型糖尿病	発症には，遺伝因子や過食・運動不足・ストレスなどの環境因子，加齢などが関与する
	妊娠糖尿病	妊娠は，インスリン抵抗性を増大させるため，糖尿病のリスクとなる
症　状	長期間無症状のことも多く，高血糖による症状としては，口渇・多飲・多尿が出現する．また，慢性的な高血糖により細小血管障害（3大合併症：網膜症，腎症，末梢神経障害）などを合併する	
検　査	空腹時血糖値（126 mg/dL以上），75 g経口ブドウ糖負荷試験（OGTT：2時間値200 mg/dL以上），随時血糖値（200 mg/dL以上），HbA1c〔赤血球中のヘモグロビン（Hb）がグルコースと結合した割合；6.5%以上〕などが用いられる．なお，長期間の平均血糖値を反映する指標としては，HbA1c（約1～2カ月の血糖上昇を反映），グリコアルブミン〔1カ月前（特に直近2週間前）の平均血糖値を反映〕，1,5-AGが用いられる	
治　療	Ⅰ型糖尿病	インスリン補充療法が必須となる（インスリン依存型糖尿病）
	Ⅱ型糖尿病	薬物治療では，経口血糖降下薬などが用いられる

□糖尿病 3 大合併症の網膜症・腎症・神経障害について以下に示す.

網膜症	初期には，自覚症状はほとんどない．進行すると，硝子体出血や牽引性網膜剥離などを起こし，失明の原因となる．血糖コントロールのほかに，光凝固療法や硝子体手術が行われる
腎　症	長期間無症状であるが，次第に微量アルブミン尿が出現する（早期腎症）．持続性の蛋白尿がみられると，病態は不可逆的となる．進行すると，慢性腎不全に至る
神経障害	下肢遠位部に初発することが多く．感覚障害優位で両側性である．足部の痺れや疼痛，感覚低下，感覚異常，アキレス腱反射の低下などがみられる．進行すると，下肢の動脈硬化や感染症を合併し，壊疽（えそ）などの足病変がみられる．その他，自律神経障害（起立性低血圧など），消化器症状，排尿障害などがみられる

2. 脂質代謝異常 □□□□□

□脂質異常症の概念・分類について以下に示す.

概　念	血液中の脂質成分が上昇した状態で，動脈硬化のリスクとなる
分　類	高 LDL コレステロール血症，高トリグリセリド血症，低 HDL コレステロール血症がある

□肥満症の概念・分類について以下に示す.

概　念	肥満に関連して発症する健康障害を有し，医学的に減量が必要な状態である
分　類	内臓脂肪型と皮下脂肪型に分類される．特に内臓脂肪型は，動脈硬化性疾患を早期に発生させる原因となる

3. 尿酸代謝異常

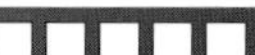

□高尿酸血症の概念・原因について以下に示す.

概　念	血液中の尿酸値が 7.0 mg/dL を超えた状態である
原　因	尿酸の前駆体であるプリン体を多く含む食事や，アルコールにより促進される

□痛風の概念・好発・症状について以下に示す．

概　念	高尿酸血症が原因となり，尿酸塩結晶が関節内に析出して激烈な痛みを伴う急性関節炎を引き起こす疾患である
好　発	中高年の男性に多く，痛風発作は第 1 中足趾節関節に好発する
症　状	進行すると，皮下結節（痛風結節）や腎機能障害を生じる

4．その他 

□各種ビタミンの機能と欠乏症について以下に示す．

ビタミン	機　能	欠乏症
ビタミンA	視覚や皮膚・粘膜の分化，免疫機構などに関与する	夜盲症や眼球や皮膚の乾燥や角化，免疫低下など
ビタミンD	肝臓や腎臓で活性化され，カルシウム代謝に関与する	小児ではくる病，成人では骨軟化症
ビタミンK	血液凝固因子の生合成やカルシウム代謝に関与する	出血傾向（新生児）
ビタミンB_1	糖代謝や神経機能維持に関与する	脚気（末梢神経症状），ウェルニッケ脳症（中枢神経症状）
欠乏の三大誘因	偏食，過労，アルコール常用	
ビタミンB_2	生体内の酸化還元反応に関与する	口内炎，口角炎，口唇炎，舌炎，羞明（しゅうめい），流涙，脂漏性皮膚炎など．
ナイアシン（ニコチン酸）	生体内の酸化還元反応に関与する	ペラグラ
ビタミンB_{12}	赤血球の産生や神経機能維持に関与する	悪性貧血や，ハンター舌炎，亜急性連合性脊髄変性症など
葉　酸	核酸の合成に関与する	巨赤芽球性貧血
ビタミンC	生体内の酸化還元反応に関与する	壊血病

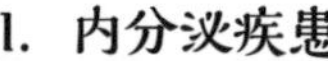

I. 内分泌疾患

1. 下垂体疾患

□先端巨大症（末端肥大症）の概念・原因・症状について以下に示す.

概　念	成長ホルモンの過剰により，骨・軟部組織の異常な発育と代謝障害をきたす疾患である
原　因	下垂体腺腫によるものが多い
症　状	骨形成促進により眉弓部の膨隆や鼻・口唇の肥大，下顎の突出などが，軟部組織の肥厚により手足の容積増大や巨大舌などが，代謝障害により高血糖や脂質異常症などがみられる．そのほかに，高血圧や発汗過多がみられる

□下垂体腺腫の概念・症状について以下に示す.

概　念	下垂体前葉細胞から発生する良性腫瘍である
原　因	周辺組織の圧迫により頭痛や視野障害，脳神経障害などが，下垂体機能の低下により性腺機能低下や甲状腺機能低下，副腎機能低下などがみられる

□下垂体性巨人症の概念・症状について以下に示す.

病　態	骨端線閉鎖前（成長期）に成長ホルモンが過剰に分泌される疾患である
症　状	長管骨の発育が促進されて高身長となる

□成長ホルモン分泌不全性低身長（下垂体性小人症）の概念・分類・症状について以下に示す.

概　念	下垂体からの成長ホルモンの分泌不足により，低身長となる疾患である	
分　類	特発性	原因不明で，大部分を占める
	器質性	脳腫瘍や髄膜炎などが原因となり，器質性の原因では脳腫瘍が最多である
症　状	均整のとれた低身長や骨年齢の遅延がみられるが，知能は正常である	

□クッシング病の概念・症状について以下に示す.

概念	下垂体腺腫による ACTH 過剰のために，コルチゾール過剰となるクッシング症候群の一種である
症状	コルチゾール過剰による症状のほか，アンドロゲン（男性ホルモン）過剰による月経異常などがみられる

□下垂体性尿崩症の概念・分類・症状について以下に示す.

概念	下垂体後葉からのバソプレッシン（抗利尿ホルモン）の分泌低下により，多尿をきたす疾患である
分類	原因不明の特発性と基礎疾患を有する続発性があるが，続発性が多い
症状	尿比重（尿の濃さ）が低下し（低張尿となる），血漿膠質浸透圧が上昇するため多飲となる

2. 甲状腺疾患

□甲状腺機能低下症の概念・原因・頻度・症状について以下に示す.

概念	甲状腺ホルモンの低下により全身の代謝が低下する状態である
原因	橋本病（慢性甲状腺炎）が最も多い
頻度	中年女性に多い
症状	甲状腺腫や発汗の減少，心拍の減少，粘液水腫，意欲の低下などがみられる

□甲状腺機能亢進症の概念・原因・頻度・症状・検査について以下に示す.

概念	甲状腺ホルモンの過剰により全身の代謝が亢進する状態である.
原因	バセドウ病が最も多い
頻度	女性に多い
症状	メルゼブルクの 3 徴（甲状腺腫，眼球突出，頻脈）がみられ，発汗の過多，手指の振戦，食欲の増加，体重の減少などが現れる
検査	血清検査で，コレステロールの低下，アルカリフォスファターゼ（ALP）の上昇がみられる

3. 副腎疾患

□クッシング症候群の概念・症状について以下に示す.

概　念	コルチゾールの過剰により，特徴的な身体徴候を呈する疾患の総称である
症　状	特徴的な身体所見として，満月様顔貌，中心性肥満，水牛様肩，赤色皮膚線条などがある．また，血糖の上昇，血圧の上昇，コレステロール値の上昇や骨粗鬆症などの原因となる．アンドロゲン過剰がある（ACTH 過剰分泌が原因となる場合は，ACTH がアンドロゲン分泌を刺激する）場合は，月経異常，多毛，痤瘡（ざそう）（にきび）などがみられる

□原発性アルドステロン症の概念・検査について以下に示す.

概　念	副腎皮質からアルドステロンが過剰分泌され，高 Na 血症，低 K 血症，高血圧，代謝性アルカローシスとなる疾患である
症　状	血漿レニン活性の低下，アルドステロンの上昇がみられる

□アジソン病の概念・症状について以下に示す.

概　念	後天性の副腎皮質機能低下症である
症　状	コルチゾール低下による血糖の低下，アンドロゲン低下による血圧の低下，体重の減少，アンドロゲン低下による恥毛・腋毛の脱落，ACTH 過剰による色素沈着がみられる

□褐色細胞腫の概念・症状・検査について以下に示す.

概　念	カテコールアミン（アドレナリン，ノルアドレナリン）が過剰産生される良性腫瘍である
症　状	血圧の上昇，血糖の上昇，代謝の亢進，発汗の亢進，頭痛などがみられる
検　査	カテコールアミン代謝物（尿中バニリルマンデル酸，メタネフリン，ノルメタネフリンなど）が高値となり，血中・尿中カテコールアミンの上昇がみられる

□ホルモンの分泌部位や特徴・作用について以下に示す.

ホルモン	分泌部位	特徴・作用
成長ホルモン(GH)	下垂体前葉	成長促進作用（骨端骨成長促進，蛋白合成の促進など），代謝作用（血糖の上昇，脂肪の分解促進，電解質の再吸収促進など）をもつ
副腎皮質刺激ホルモン（ACTH）	下垂体前葉	副腎皮質を刺激して，コルチゾールやアンドロゲン（男性ホルモン）の分泌を促進する
バソプレッシン(抗利尿ホルモン, ADH)	下垂体後葉	集合管からの水の再吸収促進により，抗利尿作用を示す
甲状腺ホルモン	甲状腺	基礎代謝の亢進，心機能の亢進，血糖の上昇，交感神経の興奮，蛋白異化，コレステロール・中性脂肪の低下，身体の成長・成熟などの作用をもつ
コルチゾール（糖質コルチコイド）	副腎皮質	血糖の上昇，蛋白分解の促進，脂肪分解・合成，骨吸収の促進，抗炎症，免疫抑制などの作用をもつ
アルドステロン(ミネラルコルチコイド)	副腎皮質	尿細管でのNa再吸収の促進，K分泌の促進，血圧の上昇などの作用をもつ
カテコールアミン	副腎髄質	交感神経の興奮により分泌され，血管の収縮，血圧の上昇，気管支の拡張，心機能の亢進，血糖の上昇などの作用を示す

J. 自己免疫疾患

1. 膠原病と類縁疾患 ■■■■■

□膠原病の概念・代表疾患について以下に示す.

概　念	結合組織に炎症が起こる①結合組織疾患であり，さらに関節や骨，筋に疼痛を生じる②リウマチ性疾患，自己免疫反応により自己組織が障害される③自己免疫疾患の3つの側面を合わせもつ疾患の総称である
代表疾患	古典的膠原病として，関節リウマチ，全身性エリテマトーデス，強皮症，多発性筋炎などがある

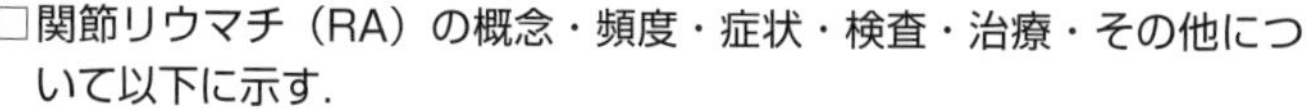

□関節リウマチ（RA）の概念・頻度・症状・検査・治療・その他について以下に示す.

概念	慢性関節炎を主体とする疾患であり，主病変は関節滑膜であるが，全身の結合組織にも病変が認められる
頻度	膠原病の中で最も頻度が高く，30～50 歳代の女性に多い
症状	関節症状としては，左右対称性の手・膝・肘関節の腫脹，疼痛，朝のこわばりなどがみられる．関節外症状としては，皮下のリウマトイド結節や間質性肺炎，貧血などがみられる．進行すると関節が破壊され，スワンネック変形やボタン穴変形などの関節変形をきたす．なお，手では PIP 関節や MCP 関節に好発するが，DIP 関節のみの変形は起こりにくい
検査	リウマトイド因子（RF）が陽性になることが多い．早期診断には，抗 CCP 抗体などの自己抗体が用いられ，CRP の陽性，赤沈亢進，白血球の増加などの炎症所見が認められる
治療	疾患修飾性抗リウマチ薬（DMARDs；免疫に働きかけて疾患活動性を低下させ，関節破壊の進行を抑制する薬の総称で，代表的な薬としてメトトレキサートがある）のほか，非ステロイド性抗炎症薬（NSAIDs）やステロイド剤が用いられる
その他	関節リウマチの鑑別疾患として，変形性関節症（OA）があるが，OA では DIP 関節が侵されることが多く，X 線所見で骨棘（関節軟骨が肥大増殖・骨化して「トゲ」状になったもので，変形性関節症の特徴的な所見）の形成を認めるのが特徴である

□全身性エリテマトーデス（SLE）の概念・頻度・症状・検査・治療について以下に示す.

概念	抗核抗体などの自己抗体により引き起こされる慢性炎症性疾患である
頻度	若年女性に好発する
症状	全身症状としては，発熱，易疲労感，体重減少などが，皮膚症状としては，顔面の蝶形紅斑，ディスコイド疹（円盤状紅斑），日光過敏などがみられる．そのほかに，骨破壊を伴わない関節炎やループス腎炎などがみられる
検査	汎血球の減少，血清補体価の低下がみられる
治療	基本はステロイドであり，無効の場合は免疫抑制剤を使用する

第8章 臨床医学各論

□強皮症（全身性強皮症）の概念・頻度・症状について以下に示す．

概念	皮膚の硬化を特徴とする疾患である
頻度	女性に多い
症状	初発症状として，レイノー現象がみられることが多い．皮膚症状は，浮腫期→硬化期→萎縮期と進行するが，硬化期には仮面様顔貌がみられる

□レイノー現象の概念・誘因について以下に示す．

概念	手指・足趾の細動脈が発作的に収縮することにより，皮膚の色調が正常→白→紫→赤→正常へと変化する現象である
誘因	寒冷や精神的刺激で発症・増悪しやすい

□多発性筋炎・皮膚筋炎の概念・症状・検査について以下に示す．

概念	全身の横紋筋にびまん性の炎症を起こす疾患で，多発性筋炎の症状に皮膚症状を伴ったものを皮膚筋炎といい，悪性腫瘍の合併率が高い
症状	近位筋の対称性の筋力低下がみられる．皮膚筋炎では，ヘリオトロープ疹（両側眼瞼の浮腫を伴う赤紫色の皮疹）やゴットロン徴候（手指関節伸側の落屑（らくせつ）を伴う紅斑）がみられる
検査	血清筋原酵素〔クレアチンキナーゼ（CK），アルドラーゼ，AST，LDH など〕の上昇，尿中クレアチンの上昇，尿中クレアチニンの低下がみられる

□ベーチェット病の概念・頻度・症状・検査について以下に示す．

概念	再発・寛解を繰り返す全身性の炎症性疾患である
頻度	発症に性差はないが男性に症状が重篤な場合が多い
症状	主症状として，口腔内のアフタ性潰瘍（初発症状として多い），結節性紅斑，ぶどう膜炎などの眼症状，外陰部潰瘍がみられる
検査	自己抗体は検出されず，HLA-B51 抗原陽性率が高い

□シェーグレン症候群の概念・頻度について，以下に示す.

概　念	唾液腺や涙腺の慢性炎症のために，唾液・涙の分泌量が減少し，口腔内・目の乾燥症状が主徴となる自己免疫疾患である
頻　度	30～50 歳代の中年女性に好発する

K. 運動器疾患

1. 関節疾患 ■■■■■

□関節炎の概念・症状・検査について以下に示す.

概　念	関節に炎症を起こし，病理学的に滑膜への細胞浸潤，浮腫，結合組織の増殖などが認められる疾患である
症　状	関節の腫脹や疼痛，局所熱感，運動機能障害などがみられる
検　査	血液検査で，炎症所見（赤沈亢進，白血球の増加，CRP の陽性）が確認される

□関節拘縮と関節強直について以下に示す.

関節拘縮	関節周囲の軟部組織の変性など関節包外の病変により，関節可動域が減少した状態をいう
関節強直	骨や軟骨の癒合など関節包内の病変により，関節可動域がほぼ消失した状態をいう

□肩関節周囲炎（五十肩）の概念・頻度・症状について以下に示す.

概　念	肩関節の疼痛と可動制限を主張とする疾患群の総称である
頻　度	50 歳を中心とした中年以降に好発する
症　状	炎症が主体となる急性期，拘縮が生じる慢性期，回復期の順で進行する．なお，患者は疼痛軽減のため肩関節を内転・内旋位にする

□変形性関節症の概念・好発部位について以下に示す.

概　念	加齢などにより関節軟骨が変性・摩耗し，それに伴う骨増殖や骨棘形成および二次性骨膜炎により関節の変形・拘縮をきたす疾患である
好発部位	荷重関節である膝関節や股関節，および頸椎や腰椎などに好発する（変形性脊椎症）

□変形性膝関節症の概念・頻度・症状について以下に示す.

概　念	膝の関節軟骨の退行変性により，骨の増殖性変化や二次性の骨膜炎が生じ，関節破壊や変形をきたす疾患である
頻　度	50歳以上の肥満女性に好発し，変形性関節症の中で最も多い
症　状	初期には運動開始時に膝内側の疼痛がみられ，可動域制限や膝関節の腫脹をきたす．進行すると内反膝などの関節変形がみられる

□手の変形性関節症には，ヘバーデン結節やプシャール結節があり，その特徴について以下に示す.

ヘバーデン結節	DIP関節での発症が最も多く，40歳以降の女性に好発する
プシャール結節	PIP関節に生じ，ヘバーデン結節に合併することもある

2. 骨代謝性疾患

□骨粗鬆症の概念・好発部位・分類について以下に示す.

概　念	骨吸収が骨形成を上回ることで，骨強度（骨密度と骨質によって規定される骨の強さの指標）が低下する疾患である
好発部位	海綿骨では骨代謝回転が速いため，海綿骨の多い椎体や大腿骨近位部，橈骨遠位端などに脆弱性骨折を起こしやすくなる
分　類	原発性骨粗鬆症には，骨代謝回転が亢進する閉経後骨粗鬆症と骨代謝が低下して起こる加齢によるものがある

□くる病の概念・頻度について以下に示す.

概　念	ビタミンDの作用不全やリン欠乏により骨の石灰化障害をきたし，類骨(るいこつ)過剰となる疾患である．なお，骨端線閉鎖後（成人期）にみられる骨石灰化障害を骨軟化症という
頻　度	骨端線閉鎖前（小児期）に発症する

3．骨腫瘍

□転移性骨腫瘍の概念・頻度について以下に示す．

概　念	他臓器に原発した腫瘍が骨へ転移したものをいう
頻　度	原発巣としては肺癌が最も多く，転移先は脊椎が最も多い

□骨肉腫の概念・頻度・特徴・症状・検査・治療について以下に示す．

概　念	骨に発生する悪性腫瘍である
頻　度	原発性悪性骨腫瘍で最も多く，10 歳代に好発する
特　徴	大腿骨遠位部と脛骨近位部の骨幹端部に好発し，肺転移することが多い
症　状	局所の疼痛や腫脹がみられる
検　査	血液検査で，アルカリフォスターゼ（ALP）の上昇を認める
治　療	現在では患肢温存術が第一選択となり，生存率が大幅に増加した

□骨軟骨腫症の概念・頻度・好発・分類について以下に示す．

概　念	長管骨の成長軟骨周囲に発生する軟骨性の良性骨腫瘍である
頻　度	原発性骨腫瘍の中で最も多く，10 歳代に好発する
好　発	大腿骨遠位部や脛骨近位部など，長管骨の骨幹端部に好発する
分　類	単発性と多発性のものがある

4．筋・腱疾患

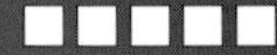

□腱鞘炎の概念・検査・代表疾患について以下に示す．

概　念	腱とそれを包む腱鞘の摩擦により，炎症を起こす疾患である
検　査	アイヒホッフテスト，フィンケルシュタインテスト，岩野－野末テストなどの疼痛誘発テストが用いられる
代表疾患	ばね指（弾発指；MP 関節掌側の狭窄性腱鞘炎），ド・ケルバン病（長母指外転筋腱と短母指伸筋腱の狭窄性腱鞘炎）がある

□重症筋無力症の概念・症状について以下に示す.

概　念	神経筋接合部のアセチルコリン受容体に対して自己抗体が産生され，運動神経から筋への情報伝達が障害される疾患である
症　状	眼瞼下垂や複視で初発し，胸腺腫を伴うことが多い．症状には日内変動がみられ，午前中に軽く，午後に悪化する

5. 形態異常 ■■■■■

□発育性股関節形成不全（先天性股関節脱臼）の概念・症状について以下に示す.

概　念	乳幼児期にみられる股関節の関節包内脱臼である
症　状	開排制限（股関節の開きが悪い状態），クリック徴候〔脱臼整復時に整復感（クリック音）が触知できるもの〕，脚長差（アリス徴候），大腿皮膚溝の非対称などがみられる

□斜頸の概念・頻度・治療について以下に示す.

概　念	頭部が一部に傾き，同時に反対側に回旋する位置異常である
頻　度	先天性筋性斜頸が最も多い
治　療	自然治癒しない場合は，3 歳までに手術を行う

□特発性側弯症の概念・頻度・症状・検査について以下に示す.

概　念	原因不明の構築性脊椎側湾症である
頻　度	思春期女子に好発する
症　状	体幹の非対称性がみられ，胸郭の変形が進行すると，肺の圧迫による呼吸機能障害が生じる
検　査	早期発見を目的として，前屈テストで腰部隆起・肋骨隆起を確認し，X 線像でみられるコブ角により側弯度を測定する

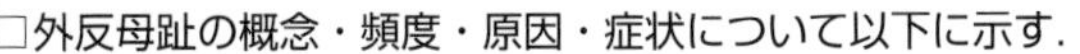

□外反母趾の概念・頻度・原因・症状について以下に示す.

概　念	母趾の MTP 関節での外反と第 1 中足骨の内反により，第 1 中足骨頭が突出した状態である
頻　度	女性に多い
原　因	靴による圧迫や扁平足，関節リウマチなどが誘因となる
症　状	靴によって圧迫されると，突出部に滑液包炎（バニオン）や神経の絞扼障害をきたし，疼痛を生じる

□先天性内反足の概念・頻度について以下に示す.

概　念	足部がゴルフクラブ様の変形を示す原因不明の疾患である
頻　度	男児に好発する

6. 脊椎疾患

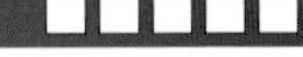

□椎間板ヘルニアの概念・頻度について以下に示す.

概　念	椎間板の髄核が突出し，神経根や脊髄，馬尾を圧迫する疾患である
頻　度	腰椎椎間板ヘルニアが最も多い

□腰椎椎間板ヘルニアの概念・好発・症状・検査について以下に示す.

概　念	腰椎部（特に L4/L5 間，L5/S1 間）に生じた椎間板ヘルニアである
好　発	20～40 歳代の男性に多い
症　状	局所症状としては腰痛や腰部の可動域制限などがみられ，神経根症状としては一側下肢の放散痛や感覚障害，筋力低下などがみられる
検　査	L3/4 腰椎椎間板ヘルニアでは，大腿神経伸展テスト（FNST）が陽性となる．L4/L5 および L5/S1 腰椎椎間板ヘルニアでは，下肢伸展挙上テスト（SLRT）およびラセーグ徴候が陽性となる

□腰椎椎間板ヘルニアの高位診断で診断される障害部位（高位）と運動障害・感覚障害・反射の低下・消失について以下に示す.

高 位	運動障害	感覚障害	反射低下・消失
L3〜4	膝の伸展	下腿・足部内側	膝蓋腱反射
L4〜5	足関節の背屈，足趾の伸展	下腿外側〜足背	なし
L5〜S1	足関節の底屈，母趾の屈曲，足趾の屈曲	足部外側	アキレス腱反射

□頸椎椎間板ヘルニアの概念・頻度・症状・検査について以下に示す.

概 念	頸椎部（特に C5/C6 間，C6/C7 間）に生じた椎間板ヘルニアである
頻 度	30〜50 歳代の男性に好発する
症 状	一側上肢の放散痛などを呈する
検 査	スパーリングテストやジャクソンテストにより，神経根障害を診断する

□後縦靱帯骨化症の概念・好発・原因・症状・治療について以下に示す.

概 念	後縦靱帯骨の肥厚・骨化により脊髄が圧迫され，手指の痺れや巧緻運動障害などをきたす疾患である
好 発	好発年齢は中高年で，好発部位は頸椎である
原 因	遺伝的素因やカルシウム代謝異常，強直性脊椎炎，肥満，力学的負荷など，さまざまな原因が組み合わさって発症すると考えられている
症 状	進行すると，痙性の歩行障害や膀胱直腸障害などが出現する
治 療	比較的に軽微な力で脊髄を損傷するため，転倒を防ぐよう生活指導が必要である

□脊椎分離症の概念・好発・症状について以下に示す.

概 念	椎骨が椎弓の関節突起間で分離した疾患である．なお，分離した椎体が前方へ転位したものを脊椎分離すべり症と呼ぶ
好 発	スポーツ活動の多い 10 歳代の男性に多く，好発部位は L5 である
症 状	主な症状は腰痛で，分離症だけでは痛みや痺れなどの神経症状はほとんどない

□変形性脊椎症の概念・好発部位・病型について以下に示す．

概　念	主に加齢による椎間板の変性を中心とした脊椎の退行性変化による疾患である
好発部位	頸椎と腰椎に好発する
病　型	変形が進行して神経根や脊髄に症状が出現すると，頸椎症性神経根症，頸椎症性脊髄症，腰部脊柱管狭窄症と呼ばれる

□頸椎症の概念・症状・治療について以下に示す．

概　念	頸椎に発生した変形性脊椎症である
症　状	主症状は，慢性疼痛，可動制限である．頸椎症性脊髄症では，手指の巧緻運動障害や四肢・体幹の感覚障害，腱反射異常，歩行障害，膀胱直腸障害などがみられる．頸椎症性神経根症では，一側上肢の感覚障害，一側上肢・肩甲部の疼痛，一側上肢の筋萎縮・筋力低下などがみられる
治　療	薬物療法や神経ブロック，安静，物理療法，牽引法などの保存療法が第一選択となる

□脊柱管狭窄症の概念・好発部位について以下に示す．

概　念	さまざまな原因により脊柱管が狭窄して，脊髄や馬尾，神経根を圧迫する疾患である
好発部位	腰椎に発生することが多い

□腰部脊柱管狭窄症の概念・原因・頻度・症状について以下に示す．

概　念	腰部に発生した脊柱管狭窄症である
原　因	変性性脊椎すべり症や変形性脊椎症など，主に加齢による変性が原因となる
頻　度	中高年に好発する
症　状	馬尾の圧迫（馬尾型）では，膀胱直腸障害や性機能不全，両側下肢～殿部・会陰部の異常感覚，筋力の低下，腱反射の減弱，間欠性跛行などが出現する．神経根の圧迫（神経根型）では，膀胱直腸障害や性機能不全はなく，下肢や殿部の疼痛が出現する．症状は，安静時には軽減・消失するが，体幹後屈により増悪し，前屈位で軽減する

□外傷性頸部症候群の概念・原因・症状・病型について以下に示す.

概念	頸椎捻挫のあと長期間に渡り，疼痛や肩こりなどの症状が出現する疾患である
原因	自動車の衝突事故による頸椎過伸展・過屈曲で起こることが多い
症状	頸部の疼痛や痺れが出現するが，多くは数週間で徐々に軽減する
病型	眩暈，耳鳴り，難聴，視力低下，喉のつまり感などの症状がみられるものをバレー・リュー症候群という

7. 脊髄損傷

□脊髄損傷の概念・原因・病型・症状について以下に示す.

概念	高度の骨折や脱臼などにより，脊椎内の脊髄に損傷を起こし，神経障害が出現する疾患である
原因	脊椎骨折に伴って起こることが多い
病型	高齢者では，非骨傷性脊髄損傷がみられることがある
症状	重度では，受傷直後に一時的な脊髄機能不全（脊髄ショック）を起こし，弛緩性麻痺，反射の消失，血圧の低下，麻痺性イレウスなどを生じる
損傷レベル	横隔膜を支配する横隔神経では，C3～5 に由来するため，これより上位の脊髄損傷では自発呼吸が障害される．心臓壁に分布する交感神経では，T1～4 に由来するため，これより上位の脊髄損傷では副交感神経が優位となり血圧が低下する．胃・小腸・結腸・直腸を支配する交感神経では T6～L2 に由来し，直腸を支配する副交感神経は S2～4 由来であるため，これより上位の脊髄損傷では消化性潰瘍や麻痺性イレウスや肛門括約筋の麻痺を生じる．排尿に関わる交感神経では T11～L2 由来，副交感神経では S2～4 由来であるため，これらより上位の脊髄損傷では排尿障害をきたす

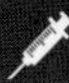

8. 外　傷

□骨折は，原因により外傷性骨折，病的骨折，疲労骨折に分類される．

□疲労骨折は，スポーツ活動などで，健常な骨の同一部位に比較的小さな力が繰り返し加わることで発症する．

□各骨折の特徴を以下に示す．

大腿骨頸部骨折	高齢者の転倒で生じることが多く，骨粗鬆症の女性に好発する．手術療法が原則で，早期の離床を勧めることで廃用症候群を予防する
上腕骨近位部骨折	骨粗鬆症の高齢女性に好発する
コーレス骨折	橈骨遠位端に生じる関節外骨折で，骨粗鬆症の中年女性に好発する
鎖骨骨折	頻度の高い骨折で，交通事故やスポーツ外傷により生じることが多い
上腕骨顆上骨折	小児に多く，転倒して手をついた際に肘関節が過伸展を強制されて生じる伸展型が多い
上腕骨外顆骨折	小児が転倒で手をついた際に生じることが多く，初期治療を誤ると偽関節となり，外反肘や遅発性尺骨神経麻痺をきたすことがある
舟状骨骨折	手根骨骨折の中で最も多く，若年者が手関節背屈位（伸展位）で手をついて受傷することが多い
肩関節脱臼	外傷性脱臼の中で最も多く，前方脱臼が多い．若年者では反復性脱臼となることが多い．合併症として，上腕骨骨折，腋窩神経麻痺がある

9. その他

□上腕骨外側上顆炎（テニス肘）の概念・頻度・原因・症状・検査について以下に示す．

概　念	肘の外側（外側上顆）に炎症を生じる疾患である
頻　度	30～50 歳代の女性に好発する
原　因	テニスなどのスポーツや日常生活動作により発症する
症　状	肘外側の疼痛を生じる
検　査	疼痛誘発テスト〔トムソンテスト（手関節を伸展させた患者の握り拳を屈曲させると疼痛が誘発される）やチェアテスト（前腕回内位にして片手で椅子などの重いものを持ち上げると疼痛が誘発される），中指伸展テストなど〕で陽性となる

□膝蓋靱帯炎の概念・症状について以下に示す．

概　念	ジャンプやランニングなど，膝伸展機構の使い過ぎにより起こるスポーツ障害で，ジャンパー膝とも呼ばれる
症　状	運動時に生じる膝前面の疼痛や圧痛，局所の熱感や腫脹がみられる

□膝前十字靱帯損傷の概念・原因・症状について以下に示す．

概　念	膝の関節内にある前十字靱帯が損傷され，膝の腫脹や関節内出血などを起こす状態である
原　因	ジャンプからの着地・方向転換・急停止により発症しやすい
症　状	受傷時に激痛や断裂音がみられる

□離断性骨軟骨炎の概念・原因について以下に示す．

概　念	骨の成長期に関節軟骨の下にある骨が骨壊死を起こし，正常骨から離断する疾患である
原　因	スポーツ障害として発症する

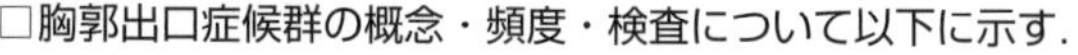

□胸郭出口症候群の概念・頻度・検査について以下に示す．

概　念	胸郭出口部で腕神経叢や鎖骨下動脈が牽引または圧迫されることで，上肢の疼痛や痺れ，肩こり，握力の低下などが生じる疾患である
頻　度	牽引型ではなで肩の 20～30 歳代の女性に多く，圧迫型では筋肉質の 30 歳代の男性に多い
検　査	徒手検査として，モーレイテスト，アドソンテスト，ライトテスト，エデンテストなどが行われる

□手根管症候群の概念・診断について以下に示す．

概　念	正中神経が手根管内で絞扼・圧迫されて，正中神経麻痺を生じる疾患である
診　断	ファレンテストが陽性となる（手関節掌屈位で痺れが増強する）

L．皮膚疾患・眼疾患・耳鼻咽頭疾患

1．皮膚疾患 ■■■■■

□熱傷の重症度は，傷害された皮膚の深さによって以下のⅠ～Ⅲ度に分類される．

Ⅰ度	表皮内の熱傷で，発赤や浮腫を認める．痛みは強く，数日で治癒し，瘢痕は残らない
浅達性Ⅱ度	真皮浅層の熱傷で，発赤や浮腫のほかに水疱形成を認める．痛みは伴い，約 1～2 週間で治癒し，瘢痕は残らないことが多い
深達性Ⅱ度	真皮深層の熱傷で，発赤や浮腫のほかに水疱形成を認める．痛みは強く，約 3～4 週間で治癒し，瘢痕は残ることが多い
Ⅲ度	皮下組織まで及ぶ熱傷で，水疱形成はなく，血管障害により皮膚が白色または黒色に変色する．痛みはほとんどなく，治癒は 1 カ月以上を要し，肥厚性瘢痕や瘢痕拘縮を起こしやすい

□成人の熱傷範囲の判定には，以下の9の法則（身体各部位を9の倍数として計算）が用いられる．

部位	体積百分率（%）	部位	体積百分率（%）
頭部	9	右上肢	9
胴部前面	18	左下肢	18
胴部後面	18	右下肢	18
左上肢	9	会陰部	1

□熱傷の応急処置では，水道水などで約20分間の冷却を行う．
□広範囲の熱傷では，早期に輸液を開始することが望ましい．
□熱傷の局所療法として，Ⅰ度～浅達性Ⅱ度熱傷ではステロイド外用薬を使用し，広範囲に及ぶ深達性Ⅱ度熱傷やⅢ度熱傷では手術療法を選択する．
□アトピー性皮膚炎の概念・好発・原因・特徴・症状について以下に示す．

概念	IgE産生能亢進や皮膚バリア機能の低下などに基づく皮膚過敏症である
好発	乳幼児期～思春期のアトピー性疾患の既往や家族歴がある人に好発する
原因	Ⅰ型・Ⅳ型アレルギー反応の関与が考えられている
特徴	冬～春にかけて悪化し，他のアレルギー疾患を合併することが多い
症状	乳幼児期は，顔面を主体として湿潤傾向を示し，加齢とともに全身に拡大して乾燥傾向となる

2. 眼疾患 ■■■■■

□細菌性結膜炎の概念・原因・症状・特徴・治療について以下に示す．

概念	細菌感染によって起こる結膜の炎症である
原因	黄色ブドウ球菌などの感染で起こる
症状	結膜充血や膿性の眼脂などがみられる
特徴	感染性は弱い
治療	抗生物質で治療する

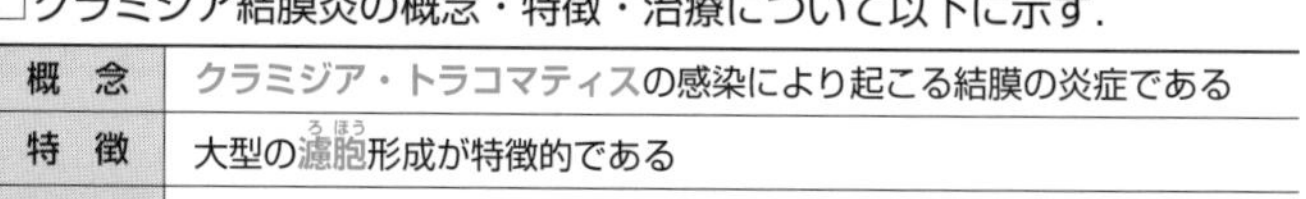

□クラミジア結膜炎の概念・特徴・治療について以下に示す．

概　念	クラミジア・トラコマティスの感染により起こる結膜の炎症である
特　徴	大型の濾胞（ろほう）形成が特徴的である
治　療	完治には，長期間の薬物療法が必要である

□流行性角結膜炎（はやり目）の概念・症状・注意について以下に示す．

概　念	アデノウイルスの感染により起こる結膜の炎症である
症　状	耳前リンパ節腫脹，流涙，充血，異物感，眼瞼腫脹などがみられる．成人では急性濾胞性結膜炎，乳児では偽膜性結膜炎の病像を呈する
注　意	感染力が強いため，診察処置には注意を要する

□アレルギー性結膜炎の概念・症状について以下に示す．

概　念	結膜でのⅠ型アレルギーである
症　状	瘙痒（そうよう）感や充血，浮腫などがみられる

□緑内障の概念・分類・症状について以下に示す．

概　念	眼球の内圧（眼圧）が上昇し，視覚障害が生じた状態である
分　類	原発開放隅角緑内障はシュレム管の変性によって起こり，原発閉塞隅角緑内障は隅角の狭窄によって起こる
症　状	眼圧上昇により視神経が圧迫されると，視野の欠損を起こす．原発開放隅角緑内障では，初期症状はほとんどないが，視神経乳頭の陥凹や傍中心暗点の出現，視神経線維束欠損などが初期からみられる．進行すると，視神経萎縮をきたす

□白内障の概念・治療について以下に示す．

概　念	加齢により水晶体が混濁し，視力低下や羞明（しゅうめい）（通常の光をまぶしく感じる状態）をきたす疾患である
治　療	手術療法が基本となる

第8章　臨床医学各論

3. 耳鼻咽頭疾患

□メニエール病の概念・症状・検査について以下に示す．

概念	内耳を満たす液体（内リンパ）が増えすぎた状態により，眩暈や吐き気を起こす疾患である
症状	回転性の眩暈，低音域の感音難聴，耳鳴，耳閉塞感，悪心，嘔吐などを生じる．症状は，発作性で反復する
検査	眼振検査では，発作時に眼球が患側に向かい，間欠期には健側に向かう所見が認められる

□突発性難聴の概念・原因・経過・治療について以下に示す．

概念	突然，一側性の高度の感音難聴，耳閉塞感，耳鳴，眩暈を生じる疾患である
原因	原因不明であるが，血管の痙攣やウイルスの関与が考えられている
経過	発作は反復せず，早期治療すれば予後良好である
治療	ビタミン薬や血管拡張薬，ATP 製剤，副腎皮質ステロイド薬などが用いられる

□アレルギー性鼻炎の概念・症状・治療について以下に示す．

概念	鼻粘膜の肥満細胞や好塩基球に結合した IgE に外界から侵入した抗原が結合し，これらの細胞よりヒスタミンやロイコトリエンなどが遊離されて起こるアレルギー性疾患で，Ⅰ型アレルギーである
症状	三大症状として，くしゃみ，水様性鼻汁，鼻閉があり，気管支喘息や結膜炎を伴うこともある
治療	マスクなどによりアレルゲンを回避することが肝要で，抗ヒスタミン薬，局所ステロイド，抗ロイコトリエン薬などが用いられる

□慢性副鼻腔炎の概念・原因・部位・症状・検査・治療について以下に示す.

概　念	副鼻腔の慢性炎症により膿貯留を生じたもので，いわゆる蓄膿症である
原　因	鼻や歯の炎症が波及したものが多く，ウイルス感染後の細菌感染や外傷，気圧変化などが原因となる
部　位	通常は両側性で，上顎洞に好発する
症　状	持続する粘液性の鼻漏(びろう)，鼻閉塞感，鼻汁，後鼻漏などがみられる
検　査	X 線検査では，副鼻腔の混濁が認められる
治　療	近年，内視鏡下鼻内手術が第一選択となっている

M. 精神・心身医学的疾患

1. 統合失調症・気分障害 □□□□□

□統合失調症の概念・頻度・分類・症状について以下に示す.

概　念	思考や行動，感情を 1 つの目的に沿ってまとめていく能力，すなわち統合する能力が長期間にわたって低下し，その経過中にある種の幻覚，妄想，ひどくまとまりのない行動がみられる病態である
頻　度	一般人口の約 1%にみられ，20 歳前後の初発が多い
分　類	破瓜(はか)型，緊張型，妄想型などの病型に分類される
症　状	陽性症状（幻覚や妄想など）と陰性症状（感情鈍麻や自閉など）がみられる

□気分（感情）障害の概念・分類・原因について以下に示す.

概　念	気分の高揚や落ち込みが普通のレベルを超えて，一定期間持続する状態である
分　類	うつ状態のみを呈するうつ病と躁とうつの両状態を示す躁うつ病（双極性感情障害）に分類される
原　因	原因不明であるが，セロトニンやノルアドレナリンなどの脳内モノアミンの減少が示唆されている

第 8 章　臨床医学各論

□うつ状態の概念・症状について以下に示す．

概　念	気分が落ち込み，意欲・活動性が低下している状態である
症　状	抑うつ気分や悲壮感，悲観的，興味・関心の喪失，精神運動の喪失，貧困妄想，心気妄想，食欲減退，体重減少，早朝覚醒，不眠，自殺念慮などがみられ，また怒りや焦燥などがみられることもある．症状には日内変動があり，朝のほうがうつ状態が強くなる

□躁状態の概念・症状について以下に示す．

概　念	気分が高揚し，意欲や活動性が亢進している状態である
症　状	爽快気分，多弁・多動，観念奔逸（かんねんほんいつ），誇大妄想，行為心迫，性欲・食欲亢進，易刺激性，易怒（いど）性などがみられる

2. 不安障害 □□□□□

□パニック障害の概念・症状について以下に示す．

概　念	パニック発作，予期不安，空間恐怖がともに存在し，生活に支障をきたす状態である
症　状	発作中は，動悸，頻脈，息苦しさ，過呼吸，このまま死んでしまうのではないかという強い恐れが生じる

3. 摂食障害 □□□□□

□摂食障害の概念・分類・頻度について以下に示す．

概　念	摂食行動の障害を伴う疾患である
分　類	神経性食欲不振症（拒食症）と神経性大食症（過食症）がある．両者は，移行・反復することも多く，やせ願望や肥満へのおそれなど，心理的特徴の多くが共通している
頻　度	思春期女子に多い

4. その他

□アルコール依存症の概念・症状・治療について以下に示す.

概念	アルコールに対する身体依存,精神依存,耐性形成を生じる状態である
症状	離脱症状として,不眠,自律神経障害,不安不穏,振戦せん妄,痙攣発作,一過性の錯覚・幻覚などがみられる
治療	断酒には断酒会などの集団精神療法が有効で,抗酒薬なども用いられる

□広汎性発達障害の概念・分類について以下に示す.

概念	相互的な対人社会関係や言語などコミュニケーションパターンの質的障害,奇妙な限局した常同的反復的な活動などを特徴とする一群の障害である
分類	自閉症やアスペルガー症候群が含まれる

第9章 リハビリテーション医学

A. リハビリテーション概論

1. リハビリテーションの理念 ■■■■■

□リハビリテーション（Rehabilitation）とは，「再び」を意味するReとラテン語の「適合させる」を意味するhabilitareを組み合わせてできた言葉である．

□リハビリテーションは，復興，復職，復位，名誉回復，社会復帰などの意味をもつ．

□ノーマライゼーションとは，障害のある人とない人が，平等に生活する社会を実現させる理念である．

□障害のある人が，社会生活をしていくうえで障壁（バリア）となるものを除去することをバリアフリーという．

□バリアフリーの例として，点字ブロック，手すり，スロープ，メロディ信号機などがあげられる．

□バリアフリーに対して，あらかじめ障害の有無，年齢，性別，人種などにかかわらず，多様な人々が利用しやすいように生活環境をデザインしたものをユニバーサルデザインという．

2. リハビリテーション医学の対象疾患と流れ ■■■■■

□リハビリテーションの対象疾患を**表1**に示す．

表1　リハビリテーションの対象疾患

・脳卒中	・運動器疾患	・脊髄損傷	・神経筋疾患
・切断	・小児疾患	・がん	・関節リウマチ
・心疾患	・呼吸器疾患	・摂食嚥下疾患	・内部障害 など

□リハビリテーション医学の流れは，まず患者に対して医者が診断し，各セラピストにリハビリテーションのオーダーを出す．その後，各専門職がそれぞれ機能評価を行い，目標と治療方針を決めたうえで治療を開始する．これらは，定期的に行われるカンファレンスに

よって途中で修正・変更される場合もある.

3. 障害の捉え方

□世界保健機関（WHO）は，1980年に国際障害分類（ICIDH-1）を開発したが，医学モデル志向が強すぎるなどの批判が多く，2001年に国際生活機能分類（ICF）を開発した.

□従来の障害者のみを対象とするICIDH-1と異なり，ICFはすべての人々を対象とする.

□ICIDH-1は，障害というマイナス面のみを捉えて分類しているが，ICFは障害のマイナス面とプラス面の両面から評価する分類である.

□ICFとは，世界保健機関（WHO）によって採択された，人間の生活機能と障害についての分類法である

□ICFには，「生活機能と障害」および「背景因子」という2つの部門があり，前者は心身機能・身体構造・活動・参加の構成要素からなり，後者は環境因子・個人因子からなる．これら構成要素は，相互に関係している.

□ICFでは，生活機能に影響を与える因子として個人因子と環境因子から構成される背景因子という考え方が取り入れられている.

□ICFの構成要素間の因果関係は，両方向性である.

4. リハビリテーションの分野

□リハビリテーションは．医学的・教育的・職業的・社会的リハビリテーションの4つの分野に分類される.

□医学的リハビリテーションは，疾患の治療や身体機能の改善を図り日常生活動作（ADL）の自立などを目的に行うものである.

□教育的リハビリテーションとして，「障害児に対する特別支援教育」などがあげられる.

□職業的リハビリテーションは，訓練などによって職業能力を向上させ，就業の斡旋などを行うものである.

□社会的リハビリテーションは，実生活に沿った訓練などによって社会生活能力の向上を目的するものである.

5. 身体障害

□身体障害の範囲を**表 2** に示す.

表 2　身体障害の範囲

①視覚障害	⑥膀胱または直腸障害
②聴覚障害・平衡感覚障害	⑦小腸機能障害
③音声障害・言語機能または咀嚼機能の障害	⑧ヒト免疫不全ウイルスによる免疫機能障害
④肢体不自由	⑨肝臓機能障害
⑤心臓・腎臓・呼吸器の障害	⑩⑤〜⑨を総称した内部障害

□身体障害の範囲は,「身体障害者福祉法」に定められ, 程度によって身体障害者手帳が交付される.

□身体障害者手帳の交付は, 都道府県知事が行う.

□身体障害の中で, 肢体不自由が最も多く約 50%を占め, 次に内部障害が多い.

6. 医療における各時期のリハビリテーション

□医学的リハビリテーションは, 時期により急性期・回復期・維持期の 3 段階に分類される. なお, 予防期・終末期を加えると 5 段階にされることもある.

□急性期リハビリテーションの主な目的は, 早期離床, 合併症予防, 廃用予防などである.

□回復期リハビリテーションの主な目的は, 機能回復, ADL 向上などである.

□維持期リハビリテーションの主な目的は, 急性期・回復期リハビリテーションにより獲得された機能や ADL の維持, 生活の質（QOL）の向上などである.

7. リハビリテーションチーム

□医学的リハビリテーションは, 患者とその家族を囲むように, 医師, 看護師, 理学療法士, 作業療法士, 言語聴覚士などが中心となり, 医療を提供する. チーム医療という大きな枠組みでは, さらにソーシャルワーカーやケアマネジャー，介護福祉士，薬剤師，管理栄養士，放射線技師，臨床検査技師，歯科衛生士，職能訓練士，相談員，各事務職なども携わっている．

□理学療法士は，医師の指示の下，運動療法や物理療法を行い，患者の基本的動作能力の回復を図る．

□作業療法士は，医師の指示の下，身体障害者や精神障害者に対して作業療法を行う．

□言語聴覚士は，医師・歯科医師の指示の下，言語訓練や嚥下訓練などを行う．

□義肢装具士は，医師の指示の下，義肢および装具の製作や身体への適合を行う．

B．障害の評価

1．関節可動域測定 □□□□□

□関節可動域測定は，原則として他動運動による測定値を用い，基本肢位を0°として5°刻みで記録する．

□測定に使用する器具をゴニオメーターという．

2．徒手筋力テスト □□□□□

□徒手筋力テスト（MMT）は，瞬発力・最大筋力・持久力のうち最大筋力を評価するものである．

□MMT 評価の記録は，0～5 の 6 段階である（**表 3**）．

□MMT における筋力「0」に対しては，他動的伸展，筋機能再教育，低周波刺激などを行う．

□MMT における筋力「1」に対しては，介助自動運動，筋電図フィードバックなどを行う．

□MMT における筋力「2」に対しては，介助自動運動などを行う．

□MMT における筋力「3」に対しては，自動運動などを行う．

□MMT における筋力「4」「5」に対しては，抵抗自動運動などを行う．

□筋を随意的に収縮させて関節を動かす運動が自動運動である．

□筋の随意的な収縮に加えて，外力による介助により関節を動かす運動が介助自動運動である．

表 3　徒手筋力テスト（MMT）

筋力（MMT）	機能段階
0（Zero）	筋収縮なし
1（Trace）	筋収縮はあるが，関節運動はなし
2（Poor）	抗重力肢位において，全可動域の運動が可能
3（Fair）	抵抗を加えなければ，重力肢位にて全可動域の運動が可能
4（Good）	抵抗を加えても，全可動域の運動が可能
5（Normal）	強い抵抗を加えても，全可動域の運動が可能

□筋の随意的な収縮がなく，外力のみで関節を動かす運動が他動運動である．

3．運動発達の評価　□□□□□

□乳幼児期は，神経系が未発達であるため，年長児にはみられない各種の反射がみられるが，神経系の発達が進むと各種の反射が消失し，随意的支配へと移行する．

□原始反射は，新生児期にみられ，月齢が進み神経系が発達すると消失する反射のことで，モロー反射，ガラント反射，ランドウ反射などがある．

□多くの原始反射は，生後 6 カ月ごろまでには統合されて消失する．

□正常な消失時期を経過しても各種反射が消失しない時は，神経系の異常が疑われる．

C．リハビリテーション治療

1．理学療法　□□□□□

□理学療法は，運動療法と物理療法に大別される（**表 4**）．

□運動療法は，心疾患，高血圧，糖尿病，腎不全，呼吸器疾患や肥満などの内部疾患に対しても行われる．

□関節可動域訓練は，関節可動域の維持や改善を目的とし，徒手または牽引を用いた他動関節可動域運動や，自身の筋力または体重を用いる自動関節可動域運動などが行われる．

表 4　運動療法と物理療法

運動療法	関節可動域訓練，筋力増強訓練，持久力訓練，運動協調性訓練など
物理療法	温熱療法，寒冷療法，電気刺激療法，超音波療法，水治療法，牽引療法など

□関節可動域訓練においては，20～30 秒間の伸長を数回，愛護的に行う．

□関節可動域訓練において，伸長の前に拘縮部位などに温熱を加えることは効果的である．

□関節拘縮は，関節包・靱帯・筋肉・皮膚などの軟部組織に原因があり，関節可動域制限があるものをいう．

□関節強直は，関節の構成体である骨や軟骨に原因があり，関節可動域制限があるものをいう．

□物理療法の一般的禁忌には，急性炎症・外傷・出血，高度の血行障害，急性心不全，出血傾向，止血異常，感覚障害，意識障害，瘢痕組織がある．

□温熱療法には，ホットパックやパラフィン浴，赤外線などの表面的なものと，超短波・極超音波・超音波などの深部的なものがある．

□パラフィン浴は，開放創には禁忌である．

□超短波や極超短波はペースメーカーや体内金属に，超音波は眼球に禁忌である．

□マッサージの効果には，組織血流量の増加，リンパ流の増加，疼痛緩和，筋緊張の緩和，骨癒合に寄与する血流の改善や骨折に合併する軟部組織損傷の回復などがある．

□マッサージは，悪性腫瘍，開放創，深部静脈血栓，感染組織には禁忌である．

2. 作業療法 ■■■■■

□作業療法は，関節の動きの向上，筋力の増強，協調性の増進，身体機能の回復，日常生活動作の獲得や保持，精神的支持，就業前の作業能力の評価，作業耐性の向上，技能の維持，対人関係の改善，不安定な感情の昇華などが必要とされる場合に適応される．

□片麻痺患者の食事動作訓練では，利き手交換訓練も重要である．

□片麻痺患者の更衣動作訓練では，患側上肢を最初に衣服の袖に通し，次に健側上肢を通して着衣するように訓練する．

3. 装具療法 ■■■■■

□装具の目的は，変形の防止，変形の矯正，局所の固定，体重の支持・負荷，機能の使用・補助などである．

□橈骨神経麻痺で使用される上肢装具は，コックアップスプリント，トーマス型懸垂具，オッペンハイマー型装具の3つである．

□対立装具は，正中神経麻痺に使用される．

□短下肢装具は，足関節背屈力の低下した片麻痺や腓骨神経麻痺に使用される．

□短下肢装具は，3点固定の力学的原則が用いられ，足部・足関節部，下肢近位部にストラップがある．

□痙性の軽度な片麻痺や弛緩性麻痺による下垂足に対し，足関節背屈補助としてプラスチック製短下肢装具が普及している．

□長下肢装具は，大腿部から足底までを支持し，膝関節や足関節をコントロールする．

□PTB式短下肢装具は，膝蓋靭帯で体重を支持して下腿以下の免荷を図るもので，整形外科手術後や足部変形，末梢神経障害に適応される．

□フィラデルフィア・カラーは，頸部屈伸方向の制限に優れる．

□ハローベストは，体幹ベストと頭蓋骨が直達固定されたもので，頸椎骨折や脱臼の術前・術後に処方される．

□3点固定過伸展装具であるジュウェット型装具は，胸椎圧迫骨折で処方される．

□ウィリアムズ型装具は，腰椎分離症や腰部脊柱管狭窄症で処方される．

4. 歩行補助具 ■■■■■

□杖のグリップの位置は，床面から茎状突起・大転子の高さに調整し，原則として患側下肢と反対の手で持ち，接地時に肘が30°の屈曲となる長さが最も効果的である（**図1a**）．

□ロフストランド杖は，前腕部に前腕支えがあり，握りで荷重支持する3点支持杖である（**図1b**）．

□歩行器は脚の先端部に車輪がなく，ゴムの滑り止めがついたものであり，歩行車は車輪のついたものである（**図 1c**）.

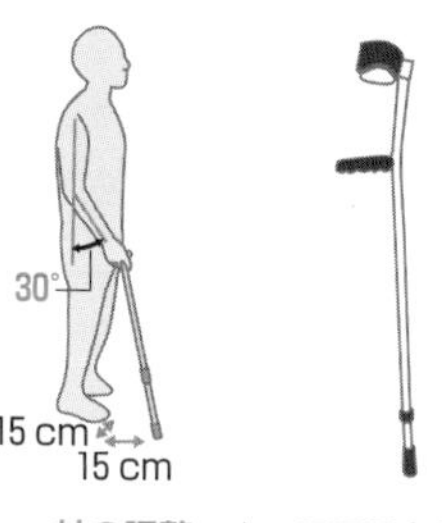

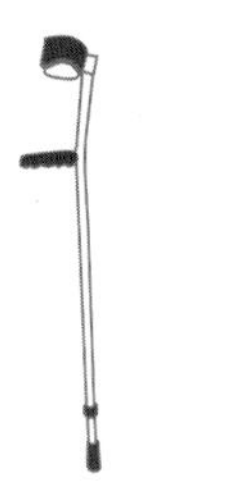
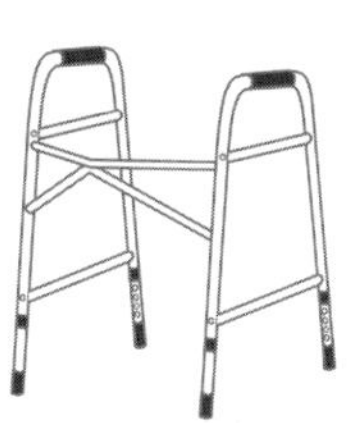
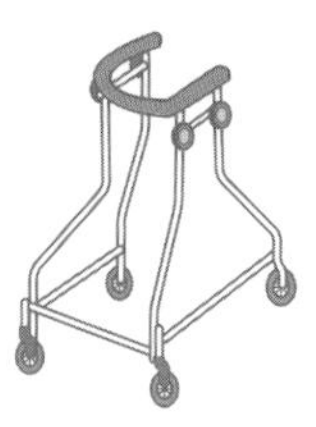

a. 杖の調整　b. ロフストランド杖　c. 歩行器(右)と歩行車(左)

図 1　歩行補助具

5. 自助具と介護機具

□食事用自助具は，フォークやスプーンをホルダー式，差し込み式，指掛け式に改良して使用する.

□更衣用自助具では，ボタンエイドやソックスエイドが利用される（**図 2**）.

□リフトは，介助機器の一つで長期臥床者や片麻痺，対麻痺の患者に対して，車いすの移し換えや風呂・トイレへの移動を容易にする.

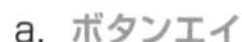
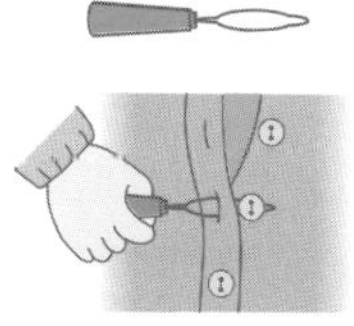
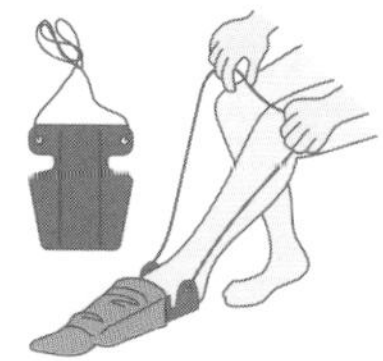

a. ボタンエイド　b. ソックスエイド

図 2　更衣用自助具

D. 運動学

1. 運動学総論 □□□□□

□基本姿勢には，基本的立位姿勢と解剖学的立位姿勢がある（**図 3**）.

□解剖学的立位姿勢は，基本的立位姿勢から前腕を回外位にした姿勢をいう.

□空間における運動は，関節を中心とした体節の回転運動であり，その回転中心を運動軸という.

□運動の面は，矢状面，前頭面，水平面である（**図 4**）.

□運動は，その通過した軌跡により角運動と線運動に分けられる.

□関節の回転・回旋，円運動は角運動で，歩行移動のように点から点に並進する運動は線運動である.

□身体運動に関与する力には，重力，外部抵抗力，摩擦力，筋収縮によって発揮される張力がある.

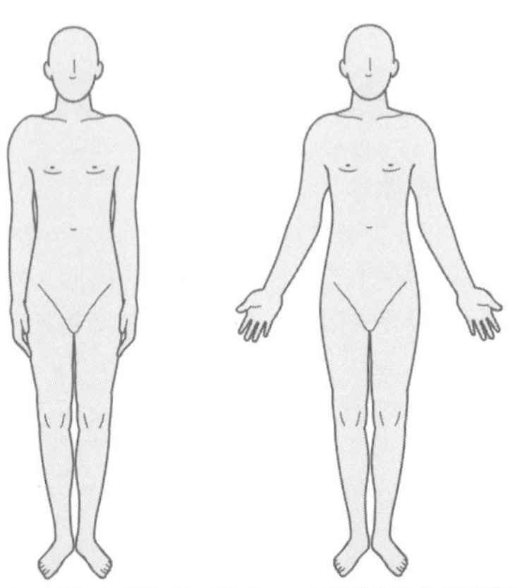

図 3　基本的立位姿勢（右）と解剖学的立位姿勢（左）

2. 姿勢と運動のコントロール □□□□□

□立位姿勢を後方からみて「後頭隆起→椎骨棘突起→殿裂→両膝関節内側の中心→両内果間の中心」が身体の中央（正中線）を通過する垂直線上にある時，側方のバランスがよいという（**図 5a**）.

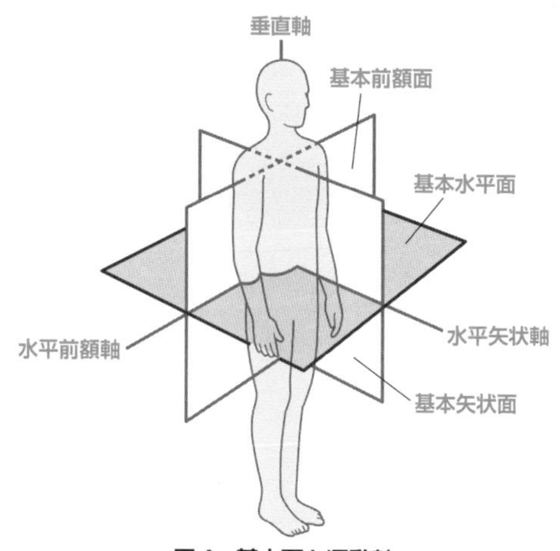

図 4　基本面と運動軸

□立位姿勢を側方からみて「乳様突起→肩峰→大転子→膝関節前部（膝蓋骨後面）→外果の前方 5〜6 cm」が前頭面で垂直線上にある時，前後方向のバランスがよいという（**図 5b**）.

□立位の支持基底面は，両足底とその間の部分の合計面積で，支持基底面の面積が広いほど立位姿勢の安定性はよく，支持基底面内の重心線の位置が中心に近いほど安定性がよい（**図 6**）.

□随意運動が起こるメカニズムは，十分に解明されていないが，外界あるいは体内からの刺激により大脳辺縁系などが関与して運動の意図・意欲が生じ，次いで大脳皮質連合野，大脳基底核，小脳などが関与して運動指令のプログラムがつくられ，このプログラムが大脳皮質運動野に送られて錐体路，脊髄前角の α 運動ニューロンを経て筋肉を動かし運動が実行されると考えられている.

□反射運動は，単純な刺激で起こり，定型的で単純な応答パターンをとり，応答に意志を必要としない.

□反射を起こす経路を反射弓といい，受容器，求心路，反射中枢，遠心路，効果器で構成される.

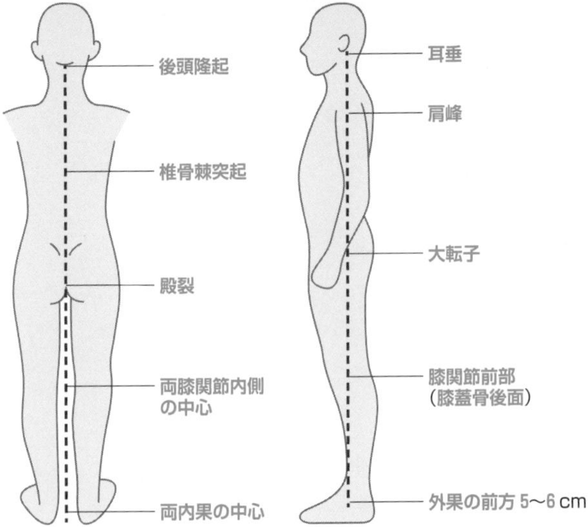

後頭隆起
椎骨棘突起
殿裂
両膝関節内側
の中心
両内果の中心
耳垂
肩峰
大転子
膝関節前部
(膝蓋骨後面)
外果の前方 5〜6 cm

a. 側方のバランス　　b. 前後方向のバランス

図 5　立位バランス

：支持基底面
：杖

a. 足を揃えた場合　b. 足を広げた場合　c. 杖を使用した場合

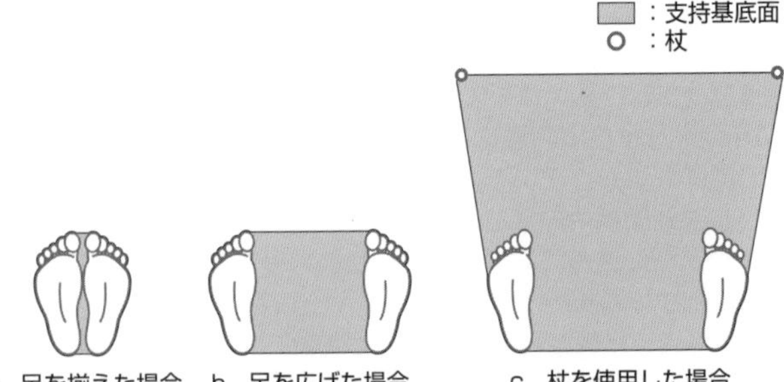

図 6　支持基底面

□歩行時の腕振りのように，随意運動を行う際の身体他部に生じる，不随意的な運動を連合運動という．

3. 四肢と体幹の運動 □□□□□

□肩甲骨は，胸郭上の第 2～7 肋骨間に位置し，前頭面と約 30°，鎖骨と約 60° の角度をなしている．
□肩甲骨で，特に内側縁が胸郭より浮いたものを翼状肩甲という．
□翼状肩甲は，前鋸筋の筋力低下や麻痺によって起こる．
□上腕と肩甲骨が 2：1 の比率で外転運動することを肩甲上腕リズムという．
□肩関節外転 120° で上腕骨大結節と肩甲骨肩峰が接触するため，外転 90° 以上で上腕骨は外旋する．
□肘角は，上腕軸と前腕軸のなす角であり運搬角ともいい，生理的外反となる．
□膝関節の運動範囲は，伸展が 10°，屈曲が約 135° であり，靱帯の緊張のない膝関節屈曲時では内旋 10°，外旋 20° である．
□膝関節は，屈伸運動と回旋運動を行うらせん関節である．
□膝関節の屈伸運動は，転がり運動と滑り運動の複合運動に回旋を含む運動で，膝関節屈曲初期（20° 以内）は転がり運動で，徐々に滑る運動の要素が加わり，最終的には滑り運動だけになる．
□膝関節の終末強制回旋運動（screwhomemovement）とは，完全伸展になる直前に外旋，完全伸展からの屈曲初期に内旋が起こる不随意的な運動である．

4. 歩 行 □□□□□

□1 歩とは，一側の踵が接地し，次に対側の踵が接地するまでの動作のことである．
□重複歩とは，一側の踵が接地して，次に同じ側の踵が接地するまでの動作のことである．
□歩行率（ケイデンス）とは，単位時間あたりの歩数のことで，通常は「歩数÷分」で示される．
□歩行周期は，立脚相と遊脚相に分けられ，立脚相は足が接地している期間，遊脚相は離地している期間のことである（**図 7**）．

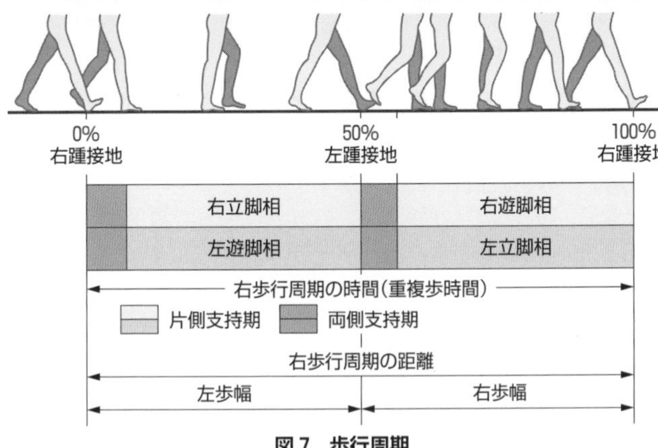

図7　歩行周期

□立脚相で足底が地面に着いている時，足底が床を圧する力と同等の力が地面から反力として作用する．これを床反力という．

□重心の位置は，立脚中期に最高，踵接地期または同期定着時期に最低，立脚中期で最も側方に，踵接地期または同時定着時期に中央となる．

□股関節は，1 歩行周期に伸展と屈曲を各 1 回行う．

□膝関節は，1 歩行周期に 2 回の屈曲と伸展を行う．

□足関節は，1 歩行周期に 2 回の屈曲と伸展を行う．

E. 脳卒中のリハビリテーション

1. 脳卒中による障害と評価　■■■■■

□脳卒中（脳血管障害）には，脳出血，クモ膜下出血，脳梗塞などがある．

□脳梗塞は梗塞の原因によって，さらにラクナ梗塞，アテローム血栓性脳梗塞，心原性脳塞栓症の 3 つに分類される．

□脳卒中でみられる運動障害には，運動麻痺，痙縮，失調などがある．

□脳卒中を発症後，はじめは弛緩性麻痺を示すが，次第に痙性麻痺に移行し，反射亢進および筋緊張亢進を生じる．

□脳卒中では，麻痺側上肢の痛みがみられることが多く，肩手症候群を生じることがある.

□脳卒中による高次機能障害には，失語，失行，半側空間無視，記憶障害，遂行機能障害，知能障害などがある.

□球麻痺は脳幹部の障害によって，仮性球麻痺は両側大脳半球の障害により生じ，嚥下障害，構音障害などがみられる.

□脳卒中による関節拘縮は，麻痺側の肩，手指，足部に多く，上肢は屈曲位，足部は尖足や足指屈曲位をとることが多い.

□脳血管障害による片麻痺では，棘上筋と三角筋の麻痺により肩関節の亜脱臼を起こすことがある.

□大脳半球障害では，対側の片麻痺が出現するが，急性期にはすべての随意運動および腱反射が消失し，筋緊張の低下がみられる．その後，連合反応が出現して共同運動が現れる.

□運動麻痺の評価には，共同運動と分離運動の状態を評価するブルンストローム・ステージが用いられ，上肢・手指・下肢で評価を行う（表 5).

表 5　ブルンストローム・ステージ

ステージ	上肢・手指・下肢
Stage Ⅰ	随意運動がまったく，筋肉は弛緩している状態
Stage Ⅱ	連合反応の出現，共同運動またはその要素の最初の出現（痙性発現）
Stage Ⅲ	共同運動またはその要素を随意的に起こしうる（痙性著明）
Stage Ⅳ	痙縮が減少し始め，基本的共同運動から逸脱した運動が出現
Stage Ⅴ	痙縮がさらに減少し，基本的共同運動から独立した運動がほぼ可能
Stage Ⅵ	分離運動が自由に可能で，協調運動はほぼ正常にできる．なお，痙縮は消失

2. 急性期リハビリテーション ■■■■■

□脳卒中の性期リハビリテーションは，できる限り早期からの介入が望ましい.

□筋緊張が少なく機能的に優れた肢位を良肢位といい，ベットのポジショニングでは，上肢は手指軽度屈曲位，手関節軽度背屈位，下肢では股関節および膝関節軽度屈曲位にする.

□肩関節は，内転が強くなることが多いため外転位を保持する．
□関節拘縮や褥瘡，沈下性肺炎を予防するため体位変換が必要である．

3. 回復期リハビリテーション □□□□□

□回復期の理学療法では，床上移動訓練や移動動作・移乗動作訓練，立ち上がりや歩行の訓練，装具を用いた訓練などが行われる．
□歩行訓練は，平行棒内訓練から始め，歩行が安定してくればT字杖による歩行訓練を行う．なお，3動作歩行から始め，次第に2動作歩行にする．
□3動作歩行では，健側で杖を握り，杖→患側の足→健側の足の順に前に出す．
□2動作では，健側で杖を握り，杖と患側の足→健側の足の順に前に出す．
□長下肢装具は，実用的ではなく，訓練が進むと短下肢装具を用いることが多い．
□回復期の作業療法では，ADL訓練や痙縮抑制と手指拘縮予防のために麻痺手へのスプリント装着を行う．
□ADL訓練では，片手動作訓練や利き手交換などが行われる．
□脳卒中患者の循環系に関するリスク管理には，アンダーソン・土肥の基準が用いられる．
□訓練中の事故には，転倒による打撲や骨折があり，平衡反応障害や空間認知障害があると起こりやすい．

4. 維持期リハビリテーション □□□□□

□発症後6カ月までは集中的な訓練が必要であるが，その後も下肢筋力増強訓練や歩行を継続することで，麻痺の回復が期待される．
□歩行は，80～90%の症例で可能となり，ADLは60%程度自立するといわれるが，上肢麻痺が実用的に回復するのは20%にすぎない．

F. 脊髄損傷のリハビリテーション

1. 脊髄損傷による障害と評価 □□□□□

□脊髄損傷の原因では，外傷性のものが圧倒的に多いが，腫瘍や血行障害など非外傷性のものもある．

□脊髄損傷は，第 5・6 頸椎および胸腰椎移行部に好発する.
□四肢麻痺は，頸髄レベルの損傷で生じる.
□両下肢の麻痺（対麻痺）は，胸髄レベル以下の損傷で生じる.
□脊髄損傷では，運動麻痺，感覚障害，排尿・排便障害，自律神経障害，呼吸障害，性機能障害，心理的問題などがみられる.
□受傷直後の脊髄ショック期には弛緩性麻痺となり，その後は痙性麻痺へと変化していく.
□脊髄損傷では，感覚神経麻痺により感覚脱失・鈍麻，不快な異常感覚などがみられる.
□脊髄ショック期には膀胱が弛緩し，尿閉を生じるため持続留置カテーテルを必要とするが，感染を起こしやすいために早期から間欠導尿へ移行する.
□脊髄損傷における自律神経障害は，血管運動中枢が機能しないことで生じ，起立性低血圧，体温調節障害（発汗障害），自律神経過反射などがみられる.
□頸髄損傷では，急性期から亜急性期にかけて低血圧になることが多い.
□頸椎～高位胸髄損傷では，発汗障害のために体温が体内に蓄積し，うつ熱状態を起こしやすい.
□自律神経過反射は，頸髄損傷や T6 以上の胸髄損傷が原因となり，異常な発汗や頭痛，血圧上昇，徐脈，顔面紅潮などがみられる.
□C1～2 損傷では，終生において人工呼吸器の使用が必要となり，C4 損傷では横隔膜呼吸は維持されるが拘束性呼吸障害を示す.
□中心性脊髄損傷は，加齢による頸椎変形が原因となり，主に過伸展機序が働いて発生する非骨傷性の頸髄中心部の損傷である．解離性感覚障害を特徴とし，障害は下肢より上肢に強くみられやすい.
□脊髄の半側損傷では，損傷側の運動と位置覚および反対側の温痛覚が障害され，ブラウン・セカール症候群と呼ばれる.
□脊髄損傷の合併症には，肺炎，褥瘡，深部静脈血栓症，肺塞栓症，異所性骨化，尿路障害，痙縮，脊髄空洞症などがある.
□脊髄損傷のレベルによって残存する運動機能と ADL が決まる（**表 6**）.

表6　脊髄損傷レベルに残存する運動機能・ADL

損　傷	残存する運動機能	ADL
C1〜3	表情，舌の運動，頭部の前屈・回転	基本的に全介助，電動車いす，人工呼吸器が必要
C4	呼吸，肩甲骨挙上	基本的に全介助，電動車いす，会話が可能
C5	肩関節屈曲・外転・伸展，肘関節屈曲・回外	大部分介助，車いす駆動が可能，自助具による食事が可能
C6	肩関節内転，肘関節屈曲・回内，手関節背屈（伸展）	中等度〜一部介助，書字や自動車運転が可能
C7	肘関節伸展，手関節掌屈（屈曲）指の伸展	一部介助〜ほぼ自立，自助具の利用，プッシュアップが可能
C8〜T1	指の屈曲，手の巧緻運動	ADL 自立
T7〜12	骨盤帯挙上，体幹の屈曲	長下肢装具と松葉杖で歩行が可能（実用性小）
L4	足関節背屈（伸展）	短下肢装具と一本杖で実用歩行が可能

2. 急性期リハビリテーション　■■■■■

□残存筋力に応じて関節拘縮を生じるため，ストレッチを行い，良肢位を保持し，必要に応じてスプリントを使用する．
□褥瘡の予防には，2時間ごとの体位変換を行う．
□肺理学療法として，排痰訓練や胸郭可動域の維持，呼吸筋の強化などが行われる．

3. 回復期リハビリテーション　■■■■■

□理学療法として，残存機能の有効利用，マット訓練，起立訓練，移動動作訓練などを行う．
□作業療法として，ADL 訓練や心理面へのアプローチを行う．
□脊髄損傷者の社会復帰には，家屋の改造や就職・就学の支援，定期検診などが必要である．

G．切断のリハビリテーション

1．切断の評価

□上肢・下肢・体幹の一部が切り離された状態を切断（amputation）といい，関節で切り離された状態を関節離断（disarticulation）という．

□切断の原因には，外傷や閉塞性動脈硬化症，糖尿病性壊疽，バージャー病などの血管障害，骨肉腫などの腫瘍，骨髄炎などの炎症がある．

□近年は，血管障害による下肢切断が増加しており，なかで最も頻度が高いのは糖尿病性壊疽である．

□上肢切断には，肩甲胸郭切断，肩関節離断，上腕切断，前腕切断，手関節離断，手部切断，手指切断などがある．

□一般に若年者の上腕切断や前腕切断は，ほぼ ADL が自立する．

□下肢切断には，大腿切断，下腿切断，股関節離断，膝関節離断，サイム切断，部分足部切断などがある．

□歩行時のエネルギー消費は，下腿切断よりも大腿切断のほうが大きく，断端が長いほうが歩行効率がよい．

□切断側の股関節や膝関節は，屈曲拘縮を生じることが多く，注意が必要である．

□足関節離断には，通常はサイム切断が行われ，断端での荷重が可能で，脚長差はあるが義足なしでの歩行が可能である．

□小児の切断の原因には，先天性，外傷，腫瘍などがあるが，先天性の頻度が最も高い．

□骨肉腫による下肢切断は，年々減少傾向である．

□先天性四肢欠損（切断）では，手指の欠損が最も多い．

□先天性切断には，切断レベルから遠位の組織が完全に欠損する横軸欠損と，四肢の長軸に沿った欠損である縦軸欠損がある．

□小児の後天的切断では，成長に伴う断端の過成長を伴うことがある．

□切断早期の合併症には，皮膚縫合部の裂開，遷延治癒，壊死，感染がある．

□訓練経過で生じる合併症には，断端神経腫，幻肢，幻肢痛，皮膚炎，擦過傷などがある．

□幻肢は切断した肢が残っていると感じる現象で，幻肢痛は切断して存在しない肢に激痛を感じる状態である．

第9章　リハビリテーション医学

□幻肢痛に対して鎮痛薬は無効であり，幻肢痛の抑制には早期の義肢装着が有効である．

2. 義肢作成とリハビリテーション ■■■■■

□義肢は，四肢の欠損部位に装着してその機能を補う器具で，上肢の欠損に対して用いる義手と下肢の欠損に対して用いる義足がある．

□義肢は，構造により外骨格義肢と内骨格義肢に分けられ，機能により装飾用，作業用，能動義肢に分類される．

□義肢には，訓練などで一時的に使用する仮義肢（訓練義肢）と本義肢（永久義肢）がある．

□義肢は，ソケット，支柱部，ターミナルデバイスの基本構造のほか，関節の機能を担う継手や義手を吊り下げるハーネスなどから構成される．

□ソケットは，断端と義肢を機械的に結び付ける部位で，断端の力を義肢へ効率的に伝達する役割をもつ．

□支持部は，ソケットとターミナルデバイスを連結する部分で，殻構造と骨格構造があり，関節に相当する継手を含む．

□ターミナルデバイスは，義肢が外界に接する部分で，義手では手先具，義足では足部に相当する．

□義足には，通常の歩行用義足と下肢欠損を補うための装飾用義足がある．

□大腿義足はソケット，支持部，膝継手，足部から，下腿義足はソケット，支持部，足部から構成される．

□義足のソケットには，断端の収納，体重支持，義足への力の伝達，義足懸垂の役割がある．

□大腿義足では，四辺形ソケットと坐骨収納型ソケットが用いられ，下肢義足には PTB（patellar tendon bearing）式ソケットか全表面荷重（TBS）式ソケットが用いられる．

□標準的な足部には，単軸足部と SACH（solid ankle, cushion heel）足部があり，地面の不整に対応するには多軸足部が用いられる．

□活動的な切断者には，立脚期の荷重を踏切時の推進力に変えるエネルギー蓄積型足部が用いられる．

□義手には，装飾用義手，作業用義手，能動義手，動力義手があるが，約 9 割が装飾用義手であり，外観上の欠損を補うために使用される．

H. 小児のリハビリテーション

1. 脳性麻痺 ■■■■■

□脳性麻痺は，受胎～出生直後に生じた非進行性の脳損傷によって永続的な姿勢・運動の異常をきたす症候群である．

□脳性麻痺の原因には，脳形成異常や脳血管障害，感染症，外傷，核黄疸などがあるが，多くは周産期の低酸素性虚血性脳疾患である．

□脳性麻痺は，錐体路系障害による痙直型，錐体外路系障害によるアテトーゼ型（不随意運動型），小脳の障害による失調型，痙直型とアテトーゼ型両方の症状がみられる混合型などに分類される．

□痙直型は，最も頻度が高く，筋緊張や腱反射は亢進し，自発運動は少なく，関節拘縮を起こしやすい．

□アテトーゼ型は，特有の不随意運動がみられ，構音障害を生じることが多い．また，一般的に関節拘縮や知能障害はみられない．

□運動障害の身体各部位への分布状態によって，**表 7** のように分類される．

表 7　麻痺の分類

単麻痺	上下肢一側のみ
片麻痺	片側上下肢
対麻痺	両下肢
両麻痺	下肢優位の両側上下肢
四肢麻痺	両側上下肢
三肢麻痺	両側上下肢のうち三肢

□脳性麻痺の粗大運動および移動能力の障害程度を表すスケールに粗大運動能力分類システム（GMFCS）がある（**表 8**）．

表 8　粗大運動能力分類システム（GMFCS）

レベルⅠ	制限なしに歩く
レベルⅡ	歩行補助具なしに歩く
レベルⅢ	歩行補助具を使って歩く
レベルⅣ	自力移動が制限
レベルⅤ	電動車いすや環境制御装置を使っても自動移動が非常に制限されている

第9章 リハビリテーション医学

2. その他の小児疾患 ■■■■■

□進行性筋ジストロフィーは，遺伝性の進行性筋萎縮症であり，デュシェンヌ型が最も多い．

□デュシェンヌ型筋ジストロフィーでは筋力低下が主体となり，二次的に靱帯や腱の短縮，関節可動域制限（拘縮），関節や脊柱の変形がみられ，進行すると拘束性呼吸器障害や心不全，咀嚼や嚥下の障害などを生じる．

□デュシェンヌ型筋ジストロフィーの根治療法は確立されていないが，包括的なケアや非侵襲的陽圧換気療法の普及により，平均寿命が延びてきている．

□二分脊椎は，棘突起や椎弓などの脊椎の後方要素が先天的に欠損している状態で，腰仙椎部に好発し，下肢の運動麻痺や感覚障害，膀胱直腸障害などがみられる．

□二分脊椎児は，立位バランスが悪いため装具や歩行補助具を使用しながら歩行訓練をすることが多い．

□ポリオ後症候群は，ポリオウイルスによる感染症で，感染者の0.005～0.1%に片側下肢の弛緩性麻痺のほか，嚥下障害や呼吸障害を生じることがあるが，感覚障害は原則として伴わない．

□ポリオ後症候群患者は，特に肥満によって膝への負担が大きくなるため体重に注意する．

□ダウン症は，染色体の突然変異により発症し，新生児に最も多い遺伝子疾患である．

□ダウン症児の筋緊張は低く，発育や精神発達の遅れ，特異的な顔貌や，しばしば低身長などがみられる．

□ペルテス病とは，大腿骨頭に阻血性壊死が起こる原因不明の疾患であり，股関節周囲の疼痛や運動制限，跛行が生じる．なお，装具療法として股関節（外転）装具やトロント装具を用いることがある．

□先天性股関節脱臼とは，出生前や出生後の発育の過程において，股関節が脱臼を起こした状態である．性差があり，女児に多いとされている．なお将来，変形性股関節症に進行する可能性が高く，装具療法としてリーメンビューゲルやオーバーヘッドトラクションを用いることがある．

I. 呼吸器・循環器疾患のリハビリテーション

1. 呼吸機能評価 □□□□□

□肺機能検査ではスパイロメーターを用い，数回吸気と呼気を繰り返すことで肺活量や1秒量などがわかる．
□肺機能検査で得られた結果から，生じている呼吸障害が拘束性または閉塞性かを鑑別することが可能である．
□ピークフローメーターは，咳嗽時の最大呼気流量を測定することで排痰能力の評価ができる．

2. 慢性閉塞性肺疾患 □□□□□

□慢性閉塞性肺疾患（COPD）は，慢性気管支炎や肺気腫の合併により引き起こされた気流制限を呈する疾患で，喀痰や咳嗽，呼吸困難などの症状がみられる．
□主な呼吸筋は，横隔膜と肋間筋であり，吸気時には横隔膜と外肋間筋が収縮する．
□努力吸気時には，主呼吸筋に加え，斜角筋，胸鎖乳突筋，肋骨挙筋，大胸筋，小胸筋などの呼吸補助筋が作用する．
□安静吸気時には横隔膜や肋間筋が弛緩し，強制呼気時には内肋間筋や腹筋群が収縮する．
□COPDに対する理学療法では，呼吸訓練や体位排痰訓練，全身調整運動などが行われる．
□呼吸訓練では，腹式呼吸訓練や口すぼめ呼吸の指導を行う．
□腹式呼吸は，胸式呼吸よりもエネルギー消費が小さく，効率がよい．
□口すぼめ呼吸では，口をすぼめて空気をゆっくりと吐き出すことで，気道を拡張することができる．
□体位排痰（体位ドレナージ）は，痰がとどまっている部分を上にして，重力により痰を上気道に集めて排出させる方法で，自宅で1人でも行うことができる．

3. 拘束性肺疾患 □□□□□

□神経筋疾患や高位脊髄損傷では，呼吸筋麻痺により肺コンプライアンスが低下し，拘束性換気障害を主体とした呼吸機能の低下がみられる．

□神経筋疾患や高位脊髄損傷による拘束性換気障害に対しては，肩や肩甲帯筋のストレッチによる胸郭の可動域確保や，残存呼吸筋の強化による呼吸機能の維持が必要である.

□胸部手術後には，拘束性換気障害や喀痰貯留に対する理学療法が必要である.

□長期的な人工呼吸器装着患者に対して，肺コンプライアンスの低下や気道内圧の上昇，呼吸器合併症を予防するための理学療法が必要である.

4. 心不全 ■■■■■

□心疾患に対する運動療法は，最大酸素摂取量の増大や血圧低下，糖代謝改善，血中脂質の低下，体重減少など循環器疾患のリスクを減らす効果がある.

J. 運動器疾患のリハビリテーション

1. 骨　折 ■■■■■

□高齢者に頻度が高い骨折は，大腿骨頸部骨折，上腕骨近位端骨折，脊椎圧迫骨折，橈骨遠位端骨折である.

□高齢者の骨折の受傷機転で，最も頻度が高いのは転倒である.

□骨別による骨癒合のおおよその目安を表したものに，グルトの骨癒合日数というものがある.

□骨折の治療は，大きく保存療法と手術療法に分けられる.

□大腿骨頸部骨折は，寝たきりの原因になりやすいため，長期の安静を必要とする保存療法は危険である.

□大腿骨頸部骨折は，骨癒合が得られにくく，偽関節や骨頭壊死を生じる危険性があるため，できる限り早期に人工骨頭置換術などの手術を行い，リハビリテーションを開始する.

□大腿骨頸部骨折のリハビリテーションでは，股関節の関節可動域訓練や筋力強化，寝返りや起き上がりなどの基本動作の練習を行う.

2. 変形性関節症 ■■■■■

□変形性関節症の発症要因は，大きく一次性と二次性の 2 種類に分けられる.

□一次性は原因となる疾患がなく，主に加齢や肥満が原因となることが多い．年代は 50〜60 歳以上に好発する．男女比は女性に多い傾向にある.

□二次性は，病気やケガなど明らかな原因疾患が存在するものである.

□変形性関節症は，関節の退行変性により疼痛や関節の変形，関節可動域制限，筋の萎縮や筋力低下を引き起こす疾患であり，膝関節や股関節などの下肢の荷重関節，手関節や脊椎などにも好発する.

□変形性膝関節症は，歩き始めなど運動開始時に疼痛が強いことが多い.

□変形性膝関節症は，大腿四頭筋の筋力強化によって症状が緩和することがある.

3. 肩関節周囲炎 □□□□□

□肩関節周囲炎は，いわゆる五十肩をいい，肩の疼痛や関節可動域制限などを生じる.

□肩関節周囲炎では，リハビリテーションとしてホットパックや極超短波を用いた温熱療法，滑車運動，コッドマン体操などの運動療法が行われる.

□肩関節周囲炎では，安静は治療を長引かせるため，関節運動を毎日数回行うように指導をする.

4. 椎間板ヘルニア □□□□□

□椎間板ヘルニアとは，椎間板の変性によって組織の一部が飛び出し，神経根を圧迫した結果，足や腰に疼痛やしびれを生じさせる疾患である．この症状を坐骨神経痛という.

□椎間板ヘルニアの原因は，加齢，不良姿勢，仕事や運動により繰り返される椎間板へのストレスなどである.

□椎間板ヘルニアの治療法には，保存療法と手術療法がある．保存療法では薬物療法や神経ブロック，理学療法などを行う．なお，自然治癒することもある.

□椎間板ヘルニアに対しての理学療法では，疼痛が強い急性期を脱した後，主に筋力強化や動作指導を行う.

5. 末梢神経障害

□末梢神経障害によりみられやすい徴候を**表 9** に示す.

表 9 末梢神経障害によりみられやすい徴候

橈骨神経	下垂手
尺骨神経	鷲手，フローマン徴候，ギヨン管症候群，肘部管症候群
正中神経	猿手，ファーレンテスト陽性，手根管症候群
長胸神経	翼状肩甲
坐骨神経	ラセーグ徴候
腓骨神経	下垂足
前骨間神経	ティアドロップサイン
脛骨神経	足根管症候群

6. 関節リウマチ

□関節リウマチは，関節内に存在する滑膜が炎症起こす疾患で，進行すると関節の破壊によりさまざまな機能障害が生じる.

□関節リウマチでは，関節症状に加えて貧血や微熱，全身倦怠感などの全身症状を合併することがある.

□関節リウマチでは，関節の変形が起こりやすく，特に手指の変形では，スワンネック変形，ボタンホール変形，ムチランス変形，尺側偏位，Z 指変形などがある.

K. 神経疾患のリハビリテーション

1. パーキンソン病

□パーキンソン病は，中脳黒質－線条体系におけるドーパミン代謝の低下によって発症する.

□パーキンソン病の 4 大徴候は，安静時振戦，筋固縮，無動，姿勢反射障害である.

□パーキンソン病でみられる非運動症状には，嗅覚障害，自律神経障害（便秘，起立性低血圧，排尿障害，夜間の頻尿），睡眠障害，認知障害，幻覚，うつ，不安，無気力などがある．

□パーキンソン病では，運動障害により日常生活が不活発となるため，関節可動域制限や筋力低下，呼吸機能低下などを合併しやすい．

□パーキンソン病の重症度の評価には，ホーエン・ヤールの重症度分類が用いられる（**表10**）．

表10　ホーエン・ヤールの重症度分類

Ⅰ度	・身体の片側のみに手足の振戦や筋のこわばりなどがみられる ・身体症状はないか，あっても軽い
Ⅱ度	・身体の両側に手足の振戦や筋のこわばりなどがみられる ・日常の生活や仕事がやや不便になる
Ⅲ度	・小刻み歩行，すくみ足がみられ，方向転換の時，転びやすくなる（姿勢反射障害）など日常生活に支障が出るが，介助なしに過ごせる ・職種によっては仕事が可能である
Ⅳ度	・立ち上がりや歩行が困難となる ・生活のさまざまな場面で介助が必要になる

□パーキンソン病の運動療法には，全身のリラクセーション，関節可動域訓練，起居動作などの基本動作訓練，歩行訓練，バランス訓練などがある．

□薬の副作用のうち，薬の有効時間が短縮することをウェアリングオフという．

□薬の副作用のうち，突然症状が急変することをオンオフ現象という．

2. 筋萎縮性側索硬化　□□□□□

□筋萎縮性側索硬化症（ALS）は，上下位運動ニューロンの変性により，徐々に全身の筋肉が萎縮する原因不明の進行性疾患である．

□ALSには陰性4大徴候があり，眼球運動障害，膀胱直腸障害，褥瘡，深部感覚障害である．

□上位運動ニューロン障害では，腱反射は亢進する．

□上位運動ニューロン障害では，筋緊張は亢進する．

□ALS発症の多くは，上肢遠位から発症する場合が多い．

□ALSの重症度分類は，7段階に分けられる．
□ALSFRS-R（ALS functional rating scale）は，ALSの日常生活活動能力を評価する代表的なスケールである．
□ALSでは，症状進行により呼吸筋の筋力低下も認められるので，人工呼吸器を装着することで延命が望める．装着を希望しない場合の平均寿命は，発症から3〜5年といわれている．

3. 脊髄小脳変性症 ■■■■■

□脊髄小脳変性症は，小脳や脊髄，脳幹の神経変性により歩行障害や構音障害，書字障害などの運動失調がみられる疾患の総称で，残存する運動機能の維持や残存機能の活用を目的としたリハビリテーションが行われる．
□脊髄小脳変性症による歩行の特徴は，酩酊歩行やワイドベースなどである．

4. 筋ジストロフィー ■■■■■

□筋ジストロフィーとは，骨格筋の壊死，再生を主病変とする遺伝性筋疾患の総称である．
□筋ジストロフィーには，デュシェンヌ型，ベッカー型，肢体型，肩甲上腕型，福山型など，さまざまな型が存在する．
□デュシェンヌ型筋ジストロフィーで，早期から短縮を起こしやすい筋として腸腰筋，ハムストリングス，大腿筋膜張筋，下腿三頭筋が知られており，なかでも下腿三頭筋は仮性肥大を起こしやすいとされている．
□デュシェンヌ型筋ジストロフィーでは，大腿四頭筋の筋力低下により登攀性起立（とうはんせいきりつ）という特徴的な起立様式を用いることが多い．
□福山型筋ジストロフィーは，他の筋ジストロフィーに比べて発症年齢が低く，ほとんどの例で知的障害を合併する．

第10章 東洋医学概論

A. 東洋医学の基礎

1. 東洋医学の特色 □□□□□

□人と自然との関係を表す考え方を，天人合一思想（てんじんごういつしそう）（天人相応）という．

□心と体は一体で，相互に作用する意味を心身一如（しんしんいちにょ）という．

□病気の発症を予兆によって知り予防し，また発病した場合は重篤にならないよう早期に適切に処理することを治未病（ちみびょう）という．

□生命を養い，健康の増進を図ることを養生という．

2. 陰陽論 □□□□□

□世の中の対立する概念に対して，陰と陽に分類する考え方を陰陽学説という．

□陰陽の組み合わせと分類を**表1，2**に示す．

表1　自然界における陰陽の分類

陽	明	温	熱	火	上	動	東	南	天
陰	暗	冷	寒	水	下	静	西	北	地
陽	進	雄	剛	凸	白	奇数	浮	昇	
陰	退	雌	柔	凹	黒	偶数	沈	降	

表2　人体における陰陽の分類

陽	男	背	外	表	腑	生
陰	女	腹	内	裏	臓	死
陽	熱	魂	六腑	衛	気	幼
陰	寒	魄（はく）	五臓	営	血	老

□陰と陽は，その相互作用や盛衰・転化を考えるものであり，また相反する属性で成り立つ．

第10章　東洋医学概論

□陰と陽は対立し，互いに制約し合い，このような制約によって平衡をとることができる．
□互根とは，陰陽どちらか一方だけでは成立しない相互依存をいう．
□消長とは，陰陽の量が増減することをいう．
□転化とは，陽から陰，陽から陰への変化をいう．
□可分とは，あらゆる事象は陰陽に分類できることをいう．
□五臓の陰陽可分を**表 3** に示す．

表 3　五臓の陰陽可分

心	陽中の陽
肺	陽中の陰
肝	陰中の陽
腎	陰中の陰
脾	陰中の至陰

□人体では，臍より上を陽とし，臍より下を陰とする．
□人体の内部は陰，外部が陽となる．
□体内を陰陽で分けると，口から肛門まで体外とつながる腑（六腑）が陽であり，臓（五臓）が陰であるが，五臓の中でも胸部にある心肺は陽であり，腹部にある肝腎は陰である．

3．五行学説

□五行学説は，あらゆる現象を木・火・土・金・水の 5 つの性質に分類し，関係性を論じたものである．
□五行の基本特徴として，木は曲直，火は炎上，土は稼穡，金は従革，水は潤下の性質をもつ．
□自然界における五行の配当を**表 4** に示す．
□人体における五行配当を**表 5** に示す．
□循環的な産生が相生であり，または母子関係ともいう（**図 1**）．
□相手を制約することを相克という．
□相克が過剰になっている異常な状態を相乗という．
□克す側が克される異常な状態を相侮という．

表 4　自然界における五行の配当（抜粋）

五 行	木	火	土	金	水
五 方	東	南	中央	西	北
五 色	青（蒼）	赤	黄	白	黒
五時（五季）	春	夏	長夏	秋	冬
五 能	生	長	化	収	蔵
五気（五悪）	風	熱（暑）	湿	燥	寒
五 音	角	徴	宮	商	羽
五 臭	臊（羶）	焦	香	腥	腐

表 5　人体における五行配当（抜粋）

五 行	木	火	土	金	水
五 臓	肝	心	脾	肺	腎
五 腑	胆	小腸	胃	大腸	膀胱
五 華	爪	面	唇	毛	髪
五 官	目	舌	口（唇）	鼻	耳（二陰）
五 液	涙	汗	涎	涕	唾
五 体	筋	血脈	肌肉	皮	骨
五 労	久行	久視	久坐	久臥	久立

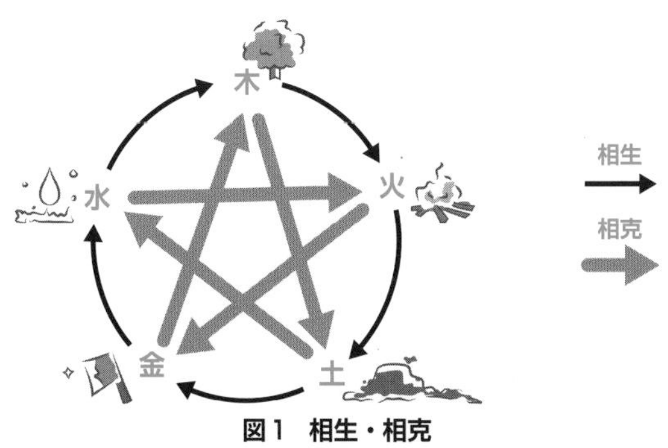

図 1　相生・相克

B. 気血・津液の生理

1. 人体を構成する生理物質 □□□□□

□人体を構成する生理物質は，精・気・血・津液(しんえき)に分けられる．
□気は陽に属し，血・津液・精は陰に属する．

2. 気について □□□□□

□気とは，生命活動を維持する精微物質であり，人体の機能を表す言葉でもある．
□気は，運動しており，昇，降，出，入という方向性をもっている．
□気は，源によって先天と後天の気に分けられる．
□気は，機能によって原気，宗気，営気，衛気に分けられる．
□原気は，先天の気であり，生命活動の原動力となり，腎と関係が深い．
□宗気・営気・衛気は，後天の気である．
□宗気は，胸中に集まり，心肺の活動を支える気のことである．
□営気は，血の一部として脈中にあり，豊かな栄養分をもつ．
□衛気は，体表や脈外を巡って全身を温め，腠理(そうり)の開闔(かいこう)により発汗を調整し，外邪の侵襲を防ぐ．
□その他の気として，臓腑の気，精気，正気，邪気，清気，濁気などがある．
□気の作用として，推動作用，温煦(おんく)作用，固摂作用，防御作用，気化作用がある．
□生理活動を促進する作用を推動作用という．
□人体を温める作用を温煦作用という．
□生理物質を正常な場所にとどめる作用のことを固摂作用という．
□外邪が人体に侵襲するのを防ぐ作用を防御作用という．
□津液から汗への変化，津液から血への変化など，各種の変化を引き起こす作用を気化作用という．

3. 血について □□□□□

□血とは，血脈中を流れる赤い液体で，豊富な栄養分を有している．
□血は，飲食物や精からつくられる．
□血は，営気，津液，精により構成される．

□気の推動作用を受けて循環し，体を滋養している．
□血と関連のある臓は，肝，心，脾，肺などである．

4. 津液について □□□□□

□津液とは，体内における正常な水分の総称であり，津液は脈外をめぐる．
□津液は，飲食物中の水分が脾の機能によって吸収されてつくられる．
□津液は，流動性の高い陽の性質をもった津と，流動性の低い陰の性質をもった液の総称である．
□津液は，脈中に入ると血の構成成分となる．
□津液の代謝で重要な役割を担っている臓は，脾，肺，腎である．

5. 精（先天の精・後天の精）について □□□□□

□先天の精は，先天的に両親から受け継いだ物質である．
□先天の精は，腎に貯えられ，人体の成長・発育の源である．
□後天の精は，脾胃の働きによって飲食物（水穀）から後天的にえられる．

6. 神 □□□□□

□広義の神は生命活動の総称であり，狭義の神は精神・意識・思推活動を指す．
□五神は，魂，神（狭義），意，魄，志からなる．

C. 六臓六腑

1. 六 臓 □□□□□

□六蔵は，常に精気に満たされる器官を指し，生理物質の化生と貯蔵に関わる．
□六臓には，心，肺，脾，肝，腎，（心包）が含まれる．

【肝】

□肝は，罷極（ひきょく）の本であり，将軍の官である．
□肝は，疏泄（そせつ）や蔵血の機能を主る．
□全身の気機を調節し，生理物質を順調に推動させる機能を疏泄という．
□血量を調節する機能を蔵血という．
□肝は，昇発・条達の特性があり，上に外に隅々まで気を行き渡らせる．

第10章 東洋医学概論

□目，涙，筋，爪，魂，怒，酸が関連する.

【心】

□心は，君主の官である.

□心は，血脈や神志の機能を主る.

□生命活動の維持および精神・意識・思惟活動を主宰する機能を神志という.

□心には，臓腑を統括する特性がある.

□心は，舌，汗，血脈，面・色，神，喜，苦が関連する.

□舌や顔面の色は，血の充足度を反映し，主血機能のある心の状態を反映する.

□舌には，味覚の識別と発語という機能があり，これらは心神の機能に含まれる.

【脾】

□脾は，倉廩（そうりん）の官である.

□脾は，運化・統血の機能を主る.

□水穀の精微（飲食物からできたもの）を運ぶ機能を運化という.

□血が漏れ出るのを防ぐ作用を統血という.

□脾には，昇清や喜燥悪湿（きそうおしつ）という特性がある.

□生理物質を上昇，臓器などを正常な位置に保つ機能を昇清という.

□脾は，口，涎，肌肉，唇，意，思，甘が関連する.

【肺】

□肺は，相傅（そうふ）の官である.

□肺は宣発（せんぱつ）や粛降（しゅくこう）の機能を主る.

□宣発とは，気や津液を上に外へ動かし，濁気を外に出すことである.

□粛降とは，気や津液を下に内へ動かすことであり，水分代謝にも関わり水の上源ともいわれる.

□宣発と粛降が協調して，気機の調節を行う機能を主気という.

□肺は，「百脈（ひゃくみゃく）を朝（ちょう）ず」といわれる.

□すべての血は，肺に集めてられてから全身をめぐり，再び肺に戻る.

□肺は，華蓋（かがい）や嬌臓（きょうぞう）という特性がある.

□肺は，臓腑の中で一番上にあるため，華蓋と呼ばれ，外邪の侵襲を防ぐ.

□肺は，機能の失調が起こりやすいため，嬌臓とも呼ばれる．
□肺は，鼻，涕（てい），皮毛，魄（はく），憂，辛が関連する．

【腎】

□腎は，作強の官である．
□腎は，蔵精，主水（しゅすい），納気，封蔵の機能を主る．
□精を貯蔵する機能を蔵精という．
□水液代謝を調節する機能を主水という．
□深い呼吸，呼吸のバランスを保つ機能を納気という．
□物質を内に蓄える役割を封蔵という．
□腎は，耳，唾，骨，髪，志，恐，驚，鹹（かん），二陰が関連する．

【心包】

□心包は，臣使（じんし）の官である．
□心包は，心の外側を囲む組織である．
□心包は，心を保護する役割がある．

2. 六　腑

□六腑は，水穀の受盛（じゅせい）と伝化を行う器官である．
□六腑には，小腸，大腸，胃，胆，膀胱，三焦（さんしょう）が含まれる．

【胆】

□胆は，中正の官である．
□胆は，胆汁（精汁）の貯蔵と排泄，精神活動における決断を行う．なお，肝は思考を行う．
□胆は，奇恒（きこう）の腑の一つでもある．

【胃】

□胃は，倉廩（そうりん）の官である．
□胃は，水穀の海と称される．
□胃は，受納，腐熟（ふじゅく），降濁（こうだく）を行う．
□食物を一時的に貯める機能を受納という．
□消化する機能を腐熟という．
□小腸・大腸へ降ろすことを降濁という．
□胃は，喜湿悪燥（きしつおそう）という特性をもつ．

【小　腸】

□小腸は，受盛（じゅせい）の官である．

□小腸は，受盛，化物，清濁の泌別を行う.
□胃から送られてきた食物を受け入れることを受盛という.
□小腸は受盛の後，水穀の精微と糟粕に化物させ，食べたものを変化させる.
□清濁の泌別とは，分ける機能をいう.

【大　腸】

□大腸は，伝導の官である.
□大腸は，糟粕の伝化を行う.
□伝化とは，小腸から受けとったものを糞便へ変化させることである.

【膀　胱】

□膀胱は，州都の官である.
□膀胱は，気化機能を行う.
□気化機能とは，貯尿と排尿を指す.

【三　焦】

□三焦は，決瀆の官である.
□三焦において，生理物質が化生される過程を三焦の気化作用という.
□三焦は，気と津液の通路となる.
□三焦を上焦・中焦・下焦に分けて捉える概念がある.
□上焦は心と肺が，中焦は脾と胃が，下焦は肝，腎，小腸，大腸，膀胱が配当されている.

3. 奇恒の腑　□□□□□

□奇恒の腑とは，形体は腑に似て，性質や働きは臓に似て精気を蔵している.
□奇恒の腑とは，胆，脳，脈，骨，髄，女子胞である．なお，胆は六腑であり，奇恒の腑である.
□骨は，髄を貯蔵し，肢体を支える.
□髄は，脳（髄海）と骨を滋養し，腎との関係が深く，髄の府とも呼ばれる.
□脳は，生命活動を主宰し，精神活動や感覚，運動を主り，元神の府とも呼ばれる.
□骨，髄，脳は，腎が主り，腎気（精）の盛衰と密接な関係がある.
□脈は，生理物質を運行し，情報伝達に関わり，心との関係が深い.

□女子胞は，月経や妊娠に関与し，天癸（てんき）が至ると月経をもたらし，子を産む能力が備わる．
□女子胞は，胞宮とも呼ばれ，肝・腎および衝脈，任脈，督脈と関係が深い．

D．病因論

1．病　因

□東洋医学における病因は，外感病因，内傷病因，病理産物とその他の病因の3つに大きく分類される．
□外感病因には，六淫（りくいん）と疫癘（えきれい）がある．
□外感病因の多くは，表証を呈し，実証である．
□六淫とは，風邪，寒邪，暑邪，湿邪，燥邪，火邪の6種の外邪の総称のことである．
□疫癘とは，伝染性や流行性をもつ外邪のことである．
□内傷病因には，生活要因や精神的要因などがある．
□生活要因には，飲食不節，労倦（ろうけん），房事過多がある．
□七情の乱れとは，精神的要因のことである．
□七情とは，怒，喜，思，憂，悲，恐，驚のことである．
□病理産物とその他の病因として，痰湿や瘀血（おけつ），外傷や中毒があげられる．
□六淫の種類と性質を**表6**に示す．
□内生五邪は，六淫に類似した病態が臓腑機能の失調により体内で発生したものであり，内風，内寒，内湿，内燥，内火（内熱）を指し，裏証（りしょう）に属する．
□七情と気機の動きと五臓の関係を**表7**に示す．

E．病理・病証

1．八綱病証

□八綱（はっこう）とは，病位の深浅をみる表裏，病態の性質をみる寒熱，病の勢いをみる虚実，これらを総括する陰陽を併せて八綱という．
□表証とは，身体の浅い部分に外邪がとどまっている状態であり，風邪のひき始めがその一例である．

表6　六淫の種類と性質

種　類	陰　陽	性　質	影響を受ける臓
風　邪	陽性の邪	・遊走性（症状が動く） ・開泄性（衛気や津液を漏らす） ・軽揚性（けいようせい）（体表や上部を犯す） ・百病の長といわれる（他の外邪を先導）	肝
暑　邪	陽性の邪	・昇散性（汗により気や津液を損傷）	心
火　邪	陽性の邪	・炎上性	心
湿　邪	陰性の邪	・下注性（下部に症状がでる） ・粘滞性（治りにくく，再発しやすい） ・重濁性（重だるい症状）	脾
燥　邪	陽性の邪	・乾燥性（津液を損傷し乾燥させる）	肺
寒　邪	陰性の邪	・寒冷性 ・凝滞性（気血の流れが滞る） ・収縮性（収縮する，ひきつれる）	腎

表7　七情と気機の動きと五臓

七　情	気機の動き	影響する蔵
怒	上昇	肝
喜	ゆるませる	心
思	鬱結	脾
悲	消耗	肺
憂	鬱滞	肺
恐	下降	腎
驚	乱れ	腎

□裏証とは，身体の深い部位の病である．

□陽虚証（ようきょしょう）は，虚寒証（きょかんしょう）でもあり，気虚（ききょ）の症状に冷えが加わる．

□陰虚証は，虚熱証（きょねつしょう）でもあり，血虚（けっきょ）の症状に熱が加わる．なお，舌質は紅となり，苔は少ない（津液が不足しているため）

2. 気血津液病証

□気虚とは，気の量が減った状態である．
□気虚に関係する臓は，脾，肺，腎であり，倦怠感，無力感，眩暈，息切れ，自汗（じかん）などの症状を伴う．
□気滞とは，気の流れが悪くなった状態である．
□気滞に関係しやすい臓は，肝であり，張ったような痛み脹痛を伴う．
□気逆とは，気が上昇することである．
□血虚とは，血が不足した状態であり，原因は脾の機能低下，過労による血の消耗・出血が考えられる．
□血虚の症状としては，筋のひきつりや目のかすみなどである．
□血瘀（けつお）とは，血の流れが悪くなり，停滞している状態で，寒邪や肝の疏泄（そせつ）機能の低下が原因となる．
□血瘀の症状は，固定痛や刺痛などである．
□痰湿とは，津液が停滞した状態をいい，水湿，水飲，痰飲ともいう．
□痰湿は，津液の動きと関係する臓である肺・脾・腎の機能低下によって起こる．

3. 五臓六腑の病証

【肝の病証】

□肝の実証には，肝鬱気滞，肝火上炎，肝陽上亢などがあり，共通する症状として怒りっぽいなどの気が上昇する症状が出やすく，脈は弦を呈することが多い．
□肝の虚証には，肝血虚，肝陰虚などがあり，共通する所見として細脈を呈し，肝陰虚は虚熱証なので数脈も呈する．
□肝胆湿熱は，内湿が熱化したものである．
□肝胆湿熱の症状として，脇痛，黄疸，身熱，目弦，耳鳴，口苦が認められる．

【心の病証】

□心の実証には，心火亢盛（しんかこうせい），心血瘀阻（しんけつおそ）などがある．
□心火亢盛は，実熱証で心悸（しんき），心煩（しんはん），ひどい入眠困難などの心の症状，顔面紅潮，口渇（こうかつ），暑がりなどの熱（火）の症状が起こり，舌尖の色は紅絳（こうこう），脈は数で有力となる．

第10章 東洋医学概論

□心血瘀阻は，痰湿などにより瘀血を生じて心脈が滞る症状があり，舌質は暗紫舌，脈は滑脈や濇脈を呈する．

□心の虚証には，心気虚，心血虚，心陰虚，心陽虚などがある．

□心気虚は，胸悶や息切れなどが起こり，気虚の症状である倦怠感や自汗が出現し，顔面蒼白や舌質は淡となる．

□心血虚は，不眠が出現し，血虚の症状である心悸，眩暈，健忘などが起こり，顔面や舌が淡白色となり，脈は細と弱となる．

□心陰虚は，心悸や征忡，不眠，多夢，陰虚の症状である五心煩熱，潮熱，頬赤が起こり，舌尖部が紅くなり，脈は細と数なる．

□心陽虚は，心気虚が進行し，虚寒症状が起こる状態であり，主要症状として，心悸，征忡，胸悶，胸痛が出現し，気虚による息切れや自汗があり，陽虚のために寒がり，四肢の冷えが生じ，舌は舌質淡，胖大舌，脈は弱となる．

【脾の病証】

□脾気虚は，気虚の症状とともに脾胃が虚弱になり，運化の失調から食欲不振，大便溏薄，顔面萎黄，薄い膩苔となり，腹脹や気虚による倦怠感・息切れ・自汗となる．

□脾陽虚は，気虚の症状とともに虚寒の症状が腹部に現れ，腹痛，水様便，未消化便が生じ，顔面蒼白や畏寒となり，舌質は胖大となり，脈は細で無力となる．

□脾虚湿盛は，運化作用の低下により，湿痰が脾胃に停滞して生じ，症状として，食欲不振，大便溏薄，腹脹し，腹部の痞えが生じて，口渇が生じる場合があるが，あまり多く飲みたがらず，脈は緩となるが，より痰湿が強くなると脈は滑となる．

□脾胃湿熱は，湿熱が脾胃に影響し，食欲不振，口が粘る，嘔吐，上腹部の膨満感，尿黄，臭いのきつい下痢などが生じ，舌苔は黄色の膩苔となり，脈は湿痰による滑や熱による数となる．

【胃の病証】

□胃熱は，内熱がこもっている病証である．

□胃熱は，辛味や脂の過食，他臓腑からの熱が伝わることで生じ，症状として胃脘部の灼熱感，呑酸（胃酸がこみ上げること），胃部の不快感，口臭，歯肉炎，便秘などがある．

□胃火上炎は，胃熱の症状と口内炎，頭痛などが起こる．

□胃陰虚は，陰虚，内熱，気逆が生じ，食べたいが食べられない，舌質紅絳，舌苔無，脈は細数となる.

【肺の病証】

□肺気虚は，宣発と粛降が失調した病態である.

□肺気虚は，咳嗽や易感冒となり，気虚によって息切れ，倦怠感，無力感，自汗が起こり，通調水道の失調により鼻汁や痰が生じる.

□肺陰虚は，乾いた咳嗽となり，少ない黄色の痰が出て，虚熱によって，盗汗，顔面紅潮が現れ，舌質は紅，脈は細数となる.

□風寒犯肺は，風寒の邪が入ることにより，悪寒もしくは発熱が起こって，後頭部痛，咳嗽，鼻閉，鼻汁，咽喉部の違和感が生じ，脈が浮となり，さらに寒邪の凝滞性が強くなると緊脈となる.

□風熱犯肺は，風熱の邪が入ることにより，衛気と相争うことで軽い悪寒，または悪風や強い発熱が生じ，頭痛，咳嗽，鼻閉，鼻汁，咽頭痛となって舌尖紅や舌苔黄，脈は浮数となる.

□痰湿阻肺は，脾の運化の失調や肺の失調により，痰湿が生じ，咳嗽や多くの痰が出て，痰を出すと症状が軽減する.

□痰湿阻肺では，舌質は淡紅，舌苔は白膩，脈は滑または濡となる.

【腎の病証】

□腎精不足は，先天の精の不足および慢性の病や老化，房事過多などにより原気をつくることができずに生じる.

□腎精不足の症状として，発育遅延，知能の低下，早老，虚弱体質，性欲減退，不妊症，陽痿が生じる.

□腎精不足で髄海の不足の症状として，耳鳴，難聴，眩暈，健忘，視力減退，脱毛が生じ，腰に影響すると腰痛となる.

□腎気虚は，腎機能の失調で，精神疲労，倦怠感，腰痛が起こり，脈は沈弱となり，特に尺中の脈が弱い.

□腎気不固とは，固摂作用に影響した病証であり，とどめておくべきものが外へ出る症状となり，頻尿，遺尿，早産，流産，遺精が起こる.

□腎不納気とは，納気作用に影響した病証であり，息を深く吸い込むことができず，呼多吸少となる.

□腎陽虚は，温煦作用が低下した病証であり，症状は，腎の失調による腰痛，精神疲労，陽痿，不妊症となり，陽虚のために寒がりや冷えとなり，舌質は淡，舌苔は白，脈は弱となる.

□腎陰虚は，陰液不足で腎陰が不足した状態で虚熱が生じ，症状は陰液の不足による，のぼせ，五心煩熱，盗汗が起こり，舌質は紅，舌苔は少，脈は数細となる．

□膀胱湿熱は，湿熱が停滞した病態で，頻尿，尿意促迫，排尿痛，尿の色が濃く，舌質は紅，舌苔は黄膩苔（おうじたい）となり，脈は滑数となる．

□脾腎陽虚は，明け方の下痢である五更泄瀉（ごこうせっしゃ）（鶏鳴性下痢（けいめいせいげり））が生じ，脾陽虚または腎陽虚かであれば腎陽虚である．

【その他】

□小腸実熱は，熱邪が停留した状態であり，小便短赤，尿道の灼熱感，血尿，口渇，身熱となる．

□小腸実熱では，舌質は紅，舌苔は黄苔，脈は数で有力となる．

□大腸湿熱は，大腸に湿熱が停留することであり，腹痛や急激な便意，残便感，肛門の灼熱感，舌質は紅，舌苔は黄膩，脈は濡数または滑数が生じる．

4. 経脈病証

□是動病と所生病について**表 8** に示す．

表 8　是動病と所生病

是動病	所生病
気が病む	血が病む
邪が外に	邪が内に
本経の病	他経の病
経絡の病	臓腑の病
外因による病	内因による病

□正経の病証を**表 9** に示す．

【奇経八脈病証】

□奇経八脈病証を**表 10** に示す．

【六経病証】

□六経病証とは，主に外感病の鑑別である．

□六経病証は，三陰三陽に分類される．

表9　正経の病証

経　絡	是動病	所生病
手太陰肺経	胸が張る，喘鳴	胸の熱感，上肢前面外側の痛み，息切れ
手陽明大腸経	下歯の痛み，頸の腫れ	鼻出血，喉の腫れ，上肢後面外側の痛み，手の第１指の痛み
足陽明胃経	鬱・躁状態，顔面麻痺，上歯の痛み	鼻出血，喉の腫れ，腹部・鼠径部・下肢前面の痛み，消化吸収の異常
足太陰脾経	嘔吐，胃の痛み，腹の張り，噫気，放屁，倦怠感	舌の強ばりと痛み，心煩，心下部の急な痛み，軟便，下痢，下肢内側の腫れや痛み，足の第１指の麻痺
手少陰心経	のどの渇き，心痛	脇痛，上肢前面内側の痛み，手掌のほてりと痛み
手太陽小腸経	喉・顎の腫れ，後ろを振り返られない，肩から上腕の激しい痛み	難聴，目黄，頸部の腫れ，頸肩部から上肢後面内側の痛み
足太陽膀胱経	目の痛み，脊柱の痛み	痔，瘧（おこり），精神異常，頭頂から後頭部の痛み，鼻出血，背中の張りや腰は折れそうな痛み
足少陰腎経	空腹感があるが食欲はない，顔が黒ずむ，血痰，呼吸が苦しく咳こむ，立ちくらみ，心配性でびくびくする	口腔内と咽頭部の炎症，腰部から大腿内側の痛み・冷え・しびれ，寝ることを好んで起きたがらない，足底のほてり
手厥陰心包経	手心の熱，上肢のひきつり，腋の腫れ，季肋部のつかえ，胸苦しさ，顔が赤い，精神不安定	手掌のほてり，心臓部痛
手少陽三焦経	難聴，耳鳴，咽頭・喉頭の炎症，発汗	目尻から頬の痛み，耳後から肩上部・上肢後面が痛い，手の第４指の麻痺
足少陽胆経	口苦，よくため息をつく，寝返りが打てない，顔色がくすむ，足が外反してほてる	目尻・側頭・顎・鎖骨上窩の痛み，頸部のリンパ節結核，体幹外側から下肢外側の痛み
足厥陰肝経	腰が痛み，うつ向きや仰向きができない，男性は疝気，女性は下腹部膨満感，咽の渇き	季肋部の腫れ，嘔吐，ひどい下痢，遺尿，尿閉

表 10　奇経八脈病証

奇経八脈	病　証
督　脈	背骨のこわばり，頭痛，足の冷えと痛み，痔，下腹部から胸のつきあげるような痛み，心臓部痛，浮腫，水腫，遺尿，不妊
任　脈	男性は疝気，女性は帯下，月経異常，腹部の皮膚の痛みとかゆみ
衝　脈	主に逆気と下痢であり，逆気により悪心，嘔吐，めまい，頭痛
帯　脈	腹がはる，腰は水中に座っているように冷えて，座りが悪くなる
陽蹻（ようきょうみゃく）脈	目の痛みと脛骨神経麻痺であり，前半身がゆるんで後半身がひきつる
陰蹻脈	腓骨神経麻痺であり，後半身が緩んで前半身がひきつる
陽維（よういみゃく）脈	寒熱に苦しむ
陰維脈	胸痛，もしくは心臓部痛に苦しむ

□「傷寒論」によると，太陽病→少陽病→陽明病→太陰病→少陰病→厥陰（けついん）病の順序で邪が進行する．

□「素問」によると，太陽病→陽明病→少陽病→太陰病→少陰病→厥陰病の順序で邪が進行する．

□六経病証を**表 11** に示す．

F．東洋医学の診察法

1．四診法　■■■■■

□四診には，神技である望診（ぼうしん），聖技である聞診（ぶんしん），工技である問診，巧技である切診（せっしん）がある．

□四診の概要について**表 12** に示す．

【望　診】

□顔面部の五臓配当は，前額部が心，鼻が脾，左頬が肝，右頬が肺，頤（おとがい）が腎となる．

□人体を構成する諸器官の診察のために，五華や五体，五官の状態をみる．

□五華は，爪，面色，唇，毛，髪を指す．

□五体は，筋，血脈，肌肉，皮，骨を指す．

□五官は，目，舌，口，鼻，耳を指す．

表 11　六経病証

六　経	病　証
太陽病	・外感病の初期で，表寒証の風邪の初期症状 ・悪寒，発熱，頭痛，頭項から腰脊部の痛みと強ばり，脈は浮
少陽病	・半表半裏証で，正気と邪気が争う状態 ・胸脇苦満（きょうきょうくまん），往来寒熱，口苦，咽が渇く，目眩，脈弦
陽明病	・裏実熱証で，正邪が激しく争っている状態 ・激しい汗，壮熱，口渇，潮熱，大便秘結，譫語（せんご），洪脈
太陰病	・裏虚寒証の初期 ・食欲不振，水様便，咽喉の渇き，腹部の膨満感
少陰病	・外感病の後期で正気が衰退した状態 ・四肢厥冷（ししけつれい），精神疲労，水様便，心煩（しんはん），不眠，脈微細
厥陰病	・外感病の末期で，寒熱錯雑の状態 ・上熱下寒，胸部の不快感，激しい口渇，手足の厥冷，煩悶（はんもん），嘔吐，下痢

表 12　四診の概要

四　診	方　法	具体例
望　診	視覚による診察	舌診，顔面部分診，五色診，虎口三関の脈
聞　診	聴覚と嗅覚による診察	音声，発声，言語，分泌物の臭い
問　診	問いかけによる診察	十問歌
切　診	触れることによる診察	脈診，腹診，切経（せっけつ），経穴診

□五色診は，皮膚の色を五臓と関連させる診察法であり，青は肝，赤は心，黄は脾，白は肺，黒は腎と関連する．

□皮膚の色を病態の変化として捉える場合があり，青色と黒色は「寒証，痛証，血瘀」，赤色は「熱証」，黄色は「虚証，熱証，湿証」，白は「虚証と寒証」と捉えられる．

□舌診では，舌の色や形である舌質と舌の上につく舌苔の状態を観察する．

□舌の臓腑配当とは，舌尖は肺と心，舌中央は脾と胃，舌辺縁は肝と胆，舌根は腎が配当される（**図 2**）.

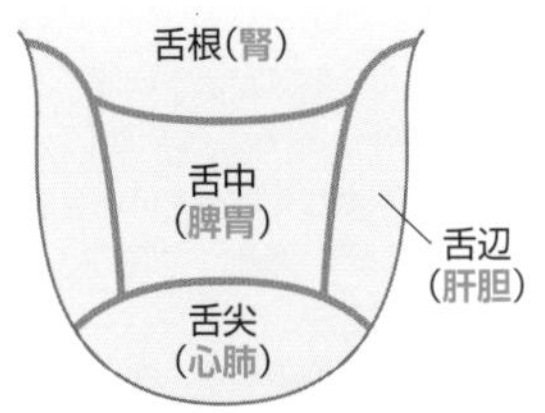

図 2　舌の臓腑配当

□健康な状態の舌は，舌色は淡紅，血虚や冷えである陽虚があると淡，または淡白となり，熱があると紅となり，より強い熱があると絳（こう）となり，瘀血では紫暗（しあん）となる.
□舌色と病態を**表 13** にまとめる.

表 13　舌色と病態

舌　色	病　態
淡または淡白	血虚や陽虚
紅　舌	熱証
絳　舌	熱証より熱が強い
紫　暗	瘀血

□白苔や薄白苔であれば，表証や健康な状態であり，厚白苔であれば寒証の場合が多く，膩苔であれば痰湿が考えられる.
□黄苔は，熱証でみられ，黄膩苔であれば湿熱が考えられる.
□舌苔と病態の関係を**表 14** に示す.
□老舌（きめが粗く硬い舌）は，実証でみられる.
□嫩舌（どんぜつ）（きめが細かくて軟らかい舌）は，虚証である.

表 14　舌苔と病態

舌苔	病態
白苔や薄白苔	表証や健康な状態
厚白苔	寒証が多い
膩　苔	痰湿
黄　苔	熱証
黄膩苔	湿熱

□胖大舌（はんだいぜつ）（舌体が口の幅より大きくなった状態）は，陽虚や痰湿の停滞によって生じ，舌辺部に歯痕（しこん）を認める場合がある．
□点刺舌（舌の表面に赤い隆起がみられる舌）は，熱盛で現れる．
□鏡面舌（舌表面に苔がなく，光ったようにみえる舌）は，陰液の虚損でみられる．
□痿軟舌（いなんぜつ）（軟弱で力がない舌）は，気血不足や陰虚でみられる．

【聞　診】

□五行・五音・五声の関係を**表 15** に示す．

表 15　五行・五音・五声

	木	火	土	金	水
五　香	羶・臊	焦	香	腥	腐
五　声	呼	笑（言）	歌	哭	呻
五　音	角	徴	宮	商	羽

□呼吸に関して，短気は息切れのことで，気虚でみられることが多い．
□小気は，力のないものであり，慢性的な虚証でみられることが多い．
□哮喘は，呼吸困難のことで発作的に生じ，痰湿などでみられる．
□咳嗽で，咳は声が出て痰が出ないものを指し，嗽は痰が出て声が出ないものを指す．
□噴嚏は，くしゃみのことで，外感病でみられる．
□太息（たいそく）は，ため息のことで，肝鬱気滞などでみられる．
□欠は，あくびのことで，労倦による虚証でみられる．

□発語に関して，以下にまとめる．

・譫語（せんご）：実証のうわごとであり，声に力があり話の筋がとおらない．

・鄭声（ていせい）：虚証のうわごとであり，声に力がなく言葉にならない．

・独語：独り言で人が近づくと止まり，心気虚などでみられる．

・錯誤：話が錯乱しているもので，肝鬱気滞や心脾両虚でみられる．

・狂言：荒唐無稽な話をするもので，実熱証などでみられる．

□異常音に関して，以下にまとめる．

・嘔吐：胃気上逆などによって生じる．

・吃逆：しゃっくりのことであり，胃気上逆などによって生じる．

・腹鳴：腸鳴ともいい，陽虚や寒湿内停などによって生じる．

・矢気：失気ともいい，放屁のことで，生理的にも生じるが，肝鬱気滞や脾虚などによって生じる．

【問　診】

□畏寒は，寒がりを指し，衣服などで改善する状態で，陽虚にみられる．

□悪寒は，寒気があり，暖をとっても改善されない状態で，寒邪や陽虚にみられる．

□悪風は，風にあたると寒気を感じ，風にあたるのを嫌うものをいい，表証などでみられる．

□四肢厥冷は，手足の冷えのことで，他覚的，自覚的ともに冷えるものをいう．

□厭食（えんしょく）は，食べ物を嫌い，その臭いも嫌がる状態をいう．

□消穀善飢（しょうこくぜんき）は，食欲旺盛で食後すぐに空腹感を覚えることであり，胃実熱などでみられる．

□空腹感があるが食べられない，あるいは食べたいが少食であるものは，胃陰虚などでみられる．

□未消化便を下すことを飧泄（そんせつ）といい，脾の運化作用の失調などで生じる．

□兎糞便（とふんべん）は，血虚や陰虚などにより生じ，泥状便は痰湿などで生じる．

□五更泄瀉（ごこうせっしゃ）は，五更の刻（夜明け前）の下痢のことで，腎陽虚や脾腎陽虚によって生じる．

□口淡は，食べても味がしないことで，脾気虚などにより生じる．

□口甜（こうてん）は，口中に甘みを感じ，粘ることで，脾胃湿熱によることが多い．

□口苦は，口中に苦みを感じるもので，肝胆湿熱によることが多い．

□口酸は，口中に酸味を感じるもので，肝脾不和などによって生じることが多い．

□脹痛は，脹る痛みで，気滞や肝鬱で生じる．

□重痛は，重だるい痛みで，湿邪によって生じる．

□刺痛は，刺さるような鋭い痛みで，瘀血などで生じる．

□隠痛は，はっきりしない痛みで，虚証などで生じる．

□酸痛は，だるい感覚の痛みで，気血不足や湿邪などで生じる．

【腹　診】

□難経では，臍の左を肝，臍の上を心，臍中を脾，臍の右を肺，臍下を腎に割りあて，五臓に異常があれば，ここに硬結・圧痛などが現れるとした．

□虚里の動とは，胃の大絡のことであり，左乳下の強い拍動が感じられる（**図3**）．

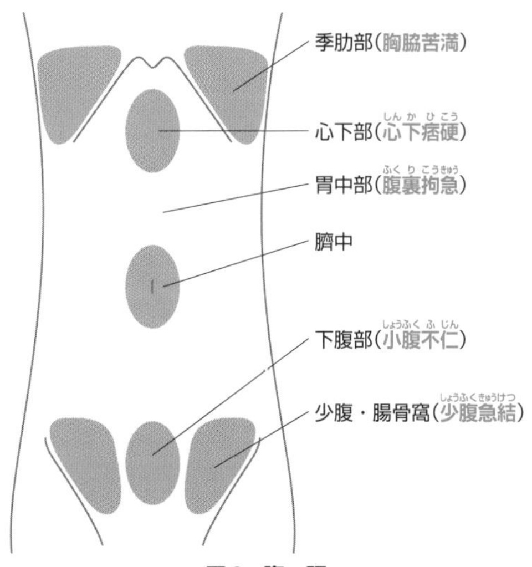

図3　腹　証

□心下痞鞕とは，心下部が硬く，抵抗感があることをいう．

□胸脇苦満とは，季肋部に充満感や苦満感，圧痛があることをいう．

□小腹不仁とは，下腹部に力がなく，知覚鈍麻があることをいい，臍下不仁ともいう．

□少腹急結とは，左下腹部に硬結や抵抗感があることをいい，瘀血の時にみられる．

□腹裏拘急とは，腹直筋が過緊張した状態で，虚労でみられ，裏急ともいう．

【切経・経穴診】

□切経（せっけい）・経穴診（けいけつしん）において虚証の時は，按圧（あんあつ）を喜び（喜按（きあん）），軽擦時に軟弱や陥下が感じられる．

□切経・経穴診において実症の時は，按圧を拒み（拒按（きょあん）），軽擦時に圧痛，硬結，緊張，膨隆が感じられる．

【脈　診】

□寸関尺の臓腑配当は，浮位に六腑，沈位に五臓にあてはめる方法がある．

□寸関尺診の臓腑配当を**表 16** に示す．

表 16　寸関尺診の臓腑配当

右（臓腑配当）	位　置	左（臓腑配当）
肺・大腸	寸	心・小腸
脾・胃	関	肝・胆
心包・三焦	尺	腎・膀胱

□24 脈状の分類を**表 17** に示す．

表 17　24 脈状の分類

分　類	性　質	脈　状
七表の脈	陽	浮，洪，滑，実，弦，緊，芤
八裏の脈	陰	沈，緩，濇，濡，微，遅，伏，弱
九道の脈	陰陽	長，短，細，虚，動，牢，結，促，代

□祖脈とは，**表 17** の「浮と沈」「遅と数」「滑と濇（しょく）」「虚と実」の 8 つの脈状を指す．

□季節と出やすい脈の関係は，春は弦脈，夏は洪脈，土用は緩脈または代脈，秋は毛脈または濇脈，冬は石脈または滑脈である．

□主な脈状の抜粋を表18に示す．

表18　脈状の抜粋

名称	説明	病証
浮	軽く触れれば感じ，重く触れれば弱くなる脈	表証
沈	軽く触れても感じず，重く触れるとみられる脈	裏証
滑	珠をころがしたような脈	脾の病，痰湿など
弦	弦に触れるような脈で，春に生じやすい	肝の実証
細	糸のように細く，脈幅が狭い脈	血虚，陰虚
数	速い脈	熱証（陰虚も含む）

G. 東洋医学的治療法

1. 治療の原則 □□□□□

□中国の医学は，独自の整体観をもつ，経験医学である．

□中国の医学は，気一元論を主体とし，陰陽論と五行論により理論が展開される．

□現代の中医学は，弁証（べんしょう）と論治（ろんち）を四診によって行う．

□疾病の性質と正反対の性質で治療することを正治といい，例えば寒証であれば温める．

□疾病の性質と同じ性質で治療することを反治といい，例えば熱傷に対して熱を用いるといったことである．

2. 難経六十九の法則 □□□□□

□虚証があれば，その経の母穴と，母経の母穴を補う．

□実証があれば，その経の子穴と，子経の子穴を瀉す．

□難経六十九難（なんぎょうろくじゅうきゅうなん）に基づき補法を行う配穴（はいけつ）を表19に示す．

表 19　難経六九難に基づき補法を行う配穴

状　態	自経の母穴	母経の母穴
肝虚（木）	曲泉	陰谷
心虚（火）	少衝	大敦
心包の虚	中衝	大敦
脾虚（土）	大都	少府または労宮
肺虚（金）	太淵	太白
腎虚（水）	復溜	経渠

□難経六九難に基づき瀉法を行う配穴を**表 20** に示す．

表 20　難経六九難に基づき瀉法を行う配穴

状　態	自経の子穴	子経の子穴
肝実（木）	行間	少府または労宮
心実（火）	神門	太白
心包の実	大陵	太白
脾実（土）	商丘	経渠
肺実（金）	尺沢	陰谷
腎実（水）	湧泉	大敦

3. 古代刺法

□三刺とは，浅いところから深いところまで 3 回に分けて刺す刺法である（**表 21**）．

表 21　三　刺

種　類	説　明
1 刺	皮で陽邪を追い出す
2 刺	肌肉で陰邪を追い出す
3 刺	分肉で穀気を招来す

□五刺とは，五臓に応じる刺法である（**表 22**）.

表 22　五　刺

種　類	刺す部位	刺し方
関(かん)　刺(し)	筋，肝に対応	関節部に深く刺すこと
豹文刺(ひょうもんし)	血脈，心に対応	多く浅刺して，血をにじませる
合谷刺(ごうこくし)	肌肉，脾に対応	鶏足のように，三本の鍼を開いて刺す
半　刺	皮膚，肺に対応	浅く素早く刺し，素早く抜く
輸　刺	骨，腎に対応	まっすぐ刺して，骨に至らせる

□九刺とは，九変に応じる刺法である（**表 23**）.

表 23　九　刺

種　類	説　明
輸　刺	五臓の病の時，手足の末端近くの輸穴を刺す
遠道刺	病が上にある時，毫鍼(ごうしん)で下合穴や下肢の穴を刺す
経　刺	経脈の病の時，毫鍼で経脈上を深く刺す
絡　刺	絡脈の病の時，毫鍼や三稜鍼で血絡を浅く刺す
分　刺	肌肉の分肉の間を刺す
大瀉刺(だいしゃし)	鈹鍼(ひしん)で大膿や膿血を瀉す
毛(もう)　刺(し)	皮膚の浮痺の時，鑱鍼や毫鍼で皮膚のごく浅い所を刺す
巨(こ)　刺(し)	経脈に症状がある側と左右反対側を刺す
焠(さい)　刺(し)	大鍼で筋痺や圧痛点を刺す

□十二刺とは，十二経に応じる刺法である（**表 24**）.

4. 鍼灸の補瀉

□鍼灸の補瀉(ほしゃ)は，基本的に刺激量が少なければ補法となり，刺激量が多ければ瀉法となる.

□鍼の補瀉を**表 25** に示す.

表 24　十二刺

種　類	説　明
偶　刺	心痺の時，二本の鍼を前後から偶ならべて刺す．なお，兪募配穴の由来である
報　刺	場所が定まらない痛みを追いかけて刺す
恢　刺	筋痺に対して真っ直ぐ刺し，前後左右から方向を変えて揺り動かす
斉　刺	寒気や痺気の狭く深いものに対して，一直線に 3 本並べて刺す
揚　刺	広く大きい寒気がある時は，中心や四隅から浮かすように刺す
直 鍼刺	浅い寒気があるものに，皮膚をつまみ，引っぱり刺す
輸　刺	気が盛んで熱のある時，まっすぐ刺して抜いて熱を瀉す
短　刺	骨痺の時に，鍼を揺すりながら刺し，鍼で骨を上下にこする
浮　刺	肌肉が冷えてひきつる時に，傍らに斜刺して浮かせる
陰　刺	寒厥の時に，左右の太渓穴に同時に刺す
傍鍼刺	慢性の痛みの時，中心と傍らに刺す
賛　刺	癰腫（腫れ物）の時に，毫鍼・鋒鍼で繰り返し浅く刺す

表 25　鍼の補瀉

種　類	補　法	瀉　法
呼　吸	呼気時に刺入，吸気時に抜刺	吸気時に刺入，呼気時に抜刺
迎　随	経絡流注に随って刺入	経絡流注に逆らって刺入
開　闔	抜鍼直後に鍼孔を閉じる	抜鍼後に鍼孔を閉じない
除　疾	徐々に刺入し，徐々に抜鍼	速く刺入し，速く抜鍼
太　さ	細い鍼を使用	太い鍼を使用
浅　深	浅く刺入し，後に深く刺入	深く刺入し，後に浅く刺入
捻　転	患側の左では右回転，右では左回転	患側の左では左回転，右では右回転
揺　動	鍼を刺手で震わせる	鍼を押手で揺るがせる

□灸法の補瀉を**表 26** に示す.

表 26　灸法の補瀉

種　類	補　法	瀉　法
艾の質	良質艾	粗悪艾
艾の硬さ	軟らかい	硬い
密着度	軽く付着	密着
底　面	小さい	広い
燃　焼	自然に燃やし，火力を弱くする	風を送り燃焼させ，火力を強める
熱　感	緩やか	激しい
艾炷の大小	小さい	大きい
灰の有無	灰をとらずに重ねる	灰を取り除いてすえる

第11章
経絡経穴概論

A. 経脈の意義 ——————— □□□□□

□経絡（けいらく）は，全身に分布し，気血を運び循環させて身体を養い，生命活動を主（つかさど）っている．

□経絡により臓腑（ぞうふ）の気も全身を循環し，臓腑の状態が経絡に現れる．

□経は，経脈のことであり，縦方向に走行する．

□絡は，絡脈のことであり，経脈と経脈を連ねている．

□経脈には，正経十二経脈（図1）と奇経八脈がある．

正経十二経脈
足の三陽
足の陽明胃経
足の太陽膀胱経
足の少陽胆経
足の三陰
足の太陰脾経
足の少陰腎経
足の厥陰肝経
手の三陽
手の陽明大腸経
手の太陽小腸経
手の少陽三焦経
手の三陰
手の太陰肺経
手の少陰心経
手の厥陰心包経

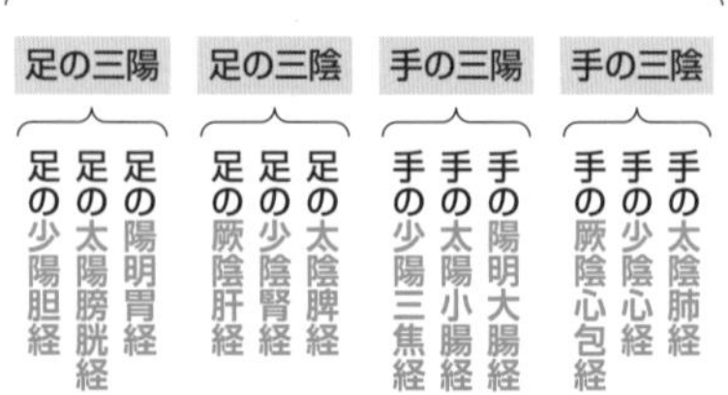

図1　正経十二経脈

□正経十二経脈と奇経の督脈・任脈は，固有の経穴をもち，併せて十四経脈と呼ぶ．

□正経十二経脈は，3つの陰経と3つの陽経からなり，三陰は太陰・少陰・厥陰（けついん），三陽は陽明・太陽・少陽となる．

□3つの陰経と3つの陽経は，手と足それぞれにあり，手の三陰，手の三陽，足の三陰，足の三陽となる．

□正経十二経脈は，おのおの臓腑に属するが，奇経は属さない（表1）．

表１　正経十二経脈と臓腑の属絡関係

経　脈	属	絡	経　脈	属	絡
手の太陰	肺	大腸	手の陽明	大腸	肺
手の少陰	心	小腸	手の太陽	小腸	心
手の厥陰	心包	三焦	手の少陽	三焦	心包
足の太陰	脾	胃	足の陽明	胃	脾
足の少陰	腎	膀胱	足の太陽	膀胱	腎
足の厥陰	肝	胆	足の少陽	胆	肝

□正経十二経脈の陰経は，臓に属し，腑と絡す．
□正経十二経脈の陽経は，腑に属し，臓と絡す．
□正経十二経脈は，一方向性の流れで流注という．
□正経十二経脈の流注は，中焦に起こり中焦に戻る．
□手の三陰経の流注は，胸部から手部に流れる．
□手の三陽経の流注は，手部から顔面部・頭部に流れる．
□足の三陽経の流注は，顔面部・頭部から足部に流れる．
□足の三陰経の流注は，足部から胸腹部に流れる．
□手の太陰肺経と手の陽明大腸経の接続部は，手示指端である．
□手の陽明大腸経と足の陽明胃経の接続部は，尾翼外方である．
□足の陽明胃経と足の太陰脾経の接続部は，足第１指内側端である．
□足の太陰脾経と手の少陰心経の接続部は，心中である．
□手の少陰心経と手の太陽小腸経の接続部は，手小指端である．
□手の太陽小腸経と足の太陽膀胱経の接続部は，内眼角である．
□足の太陽膀胱経と足の少陰腎経の接続部は，足第５指端である
□手の少陰腎経と手の厥陰心包経の接続部は，胸中である．
□手の厥陰心包経と手の少陽三焦経の接続部は，手薬指端である．
□手の少陽三焦経と足の少陽胆経の接続部は，外眼角である．
□足の少陽胆経と足の厥陰肝経の接続部は，足第１指外側端である．
□足の厥陰肝経と手の太陰肺経の接続部は，中焦である．
□奇経八脈には，督脈，任脈，衝脈，帯脈，陽蹻脈，陰蹻脈，陽維脈，陰維脈がある（図２）．

奇経八脈

督脈 任脈 衝脈 帯脈 陽蹻脈 陰蹻脈 陽維脈 陰維脈

図2 奇経八脈

□奇経八脈は，正経十二経脈から気血が溢れると流入（貯蔵）し，不足すると流出（補充）する調整作用をもつ．

□奇経八脈のうち督脈・任脈を除いた六脈は，固有の経穴（けいけつ）をもたず，正経十二経脈の2つ以上の経脈の経穴を連ねている．

□奇経八脈の流注は，帯脈を除いて上行性である．

□奇経には，それぞれ主治穴があり，これを八脈交会穴（はちみゃくこうえけつ），あるいは八総穴（はちそうけつ）と呼ぶ．

□十二経別は，正経から分かれ，胸腹部や頭部を循行する6対の経脈である．

□絡脈は，正経から分かれ出た支脈であり，大きなものを大絡と呼び，絡脈からさらに細かく分かれた支脈は孫絡（そんらく）と呼ばれる．

□十五絡脈は，正経十二経脈，任脈，督脈，脾の大絡から分かれ出た大きな絡脈であり，大絡や十五大絡とも呼ばれる．

□十二経筋は，正経の流注上の筋や関節などの運動器に分布し，運動機能に関わっている．

□十二皮部は，正経の流注上の体表面における皮膚領域である．

B. 経穴の意義と概要 □□□□□

□腧穴（しゅけつ）は十四経脈上にあり，名称・部位が定まっている経穴（正穴）と，十四経脈に所属しないが名称・部位・主治症（しゅじしょう）が決まっている奇穴，名称・部位は定められていないが治療点となる阿是穴（あぜけつ）などが含まれる．

□経穴とは，十四経脈に所属する名称をもち，部位が定まっている腧穴のことで，その数は361穴である．

□経穴には，臓腑の気が現れ，経脈の気がよく出る．

□経穴は，疾病の反応点であり，診断点であり，治療点である．

□個人差のある身体の経穴の位置を決めるため，骨格を基準として個人の各部位の寸度を定めたものを骨度という．
□骨度を用いて身体の経穴の位置を決める方法を骨度法と呼ぶ．
□骨度法では，身体の各部位を一定の長さや幅に定めて等分し，等分された1等分を1寸（10分），10等分を1尺（10寸）として，組み合わせて決定する（表2）．

表2　骨度法

部位	長さ	部位	長さ
頭部，顔面部		**上　肢**	
前髪際中点～後髪際中点	1尺2寸	中指尖～手関節横紋	8寸5分
眉間～前髪際中点	3寸	腋窩横紋前端 または後端～肘窩	9寸
両額角髪際間	9寸		
両乳様突起間	9寸	肘窩～手関節横紋	1尺2寸
胸部，腹部，季肋部		**下　肢**	
頸切痕～胸骨体下端	9寸	恥骨結合上縁～膝蓋骨上縁	1尺8寸
胸骨体下端～臍中央	8寸	膝蓋骨尖～内果尖 脛骨内側顆下縁～内果尖 脛骨内側顆下縁～膝蓋骨尖	1尺5寸 1尺3寸 2寸
臍中央～恥骨結合上縁	5寸		
両乳頭間	8寸		
上背部		大転子頂点～膝窩	1尺9寸
左右の肩甲棘内端縁間	6寸	殿溝～膝窩	1尺4寸
		膝窩～外果尖	1尺6寸
		内果尖～足底	3寸
		足指尖～踵（足底）	1尺2寸

□患者の手指の長さや幅を尺度の基準として用いる簡便法を同身寸法といい，男は左手，女は右手を用いる．
□同身寸法では，母指第1節の横幅を1寸とする（**図3a**）．
□同身寸法では，示指・中指・薬指の第1節の合計幅を2寸とする（**図3b**）．
□同身寸法では，示指・中指・薬指・小指の中節の合計幅を3寸とする（**図3c**）．

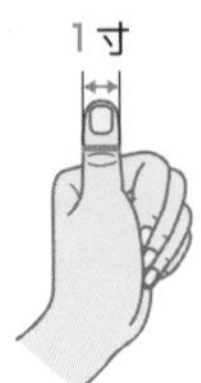

a. 母指第1節の横幅

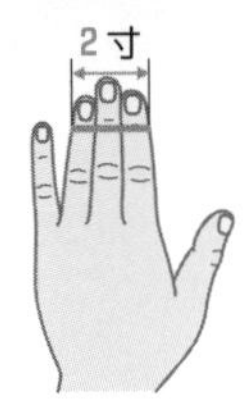

b. 示指・中指・薬指の第1節の合計幅

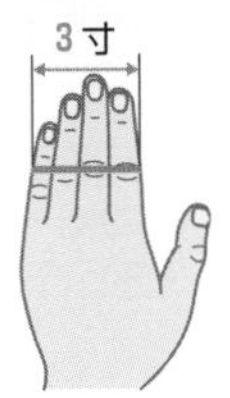

c. 示指・中指・薬指・小指の中節の合計幅

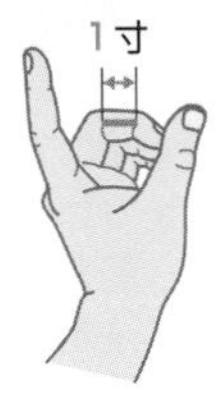

d. 母指と中指の指頭をあわせて環をつくり，中指の指節間関節の橈側にできる横紋の端を結ぶ間

図3　同伸寸法

□同身寸法では，母指と中指の指頭を合わせて環をつくり，中指の指節間関節の橈側にできる横紋の端を結ぶ間を1寸とする（**図3d**）.
□同身寸法では，中指末節骨の指幅を1横指とする.

C. 督脈（28穴）

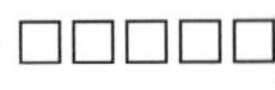

□督脈（GV：Governor Vessel）は，胞中（小骨盤腔）に起こり→会陰部→後正中線上を尾骨先端から→背部→後頸部→外後頭隆起直下→脳に入る．さらに，正中→頭頂部→顔面部正中→上歯齦→上唇小帯の接合部に終わる．なお，陽脈の海と呼ぶ（**図4**）.

□GV-1　長強（ちょうきょう）（督脈の絡穴）：尾骨端と肛門の中央.
□GV-2　腰兪（ようゆ）：仙骨裂孔.
□GV-3　腰陽関（こしようかん）：第4腰椎棘突起下方の陥凹部.
□GV-4　命門（めいもん）：第2腰椎棘突起下方の陥凹部.
□GV-5　懸枢（けんすう）：第1腰椎棘突起下方の陥凹部.
□GV-6　脊中（せきちゅう）：第11胸椎棘突起下方の陥凹部.
□GV-7　中枢（ちゅうすう）：第10胸椎棘突起下方の陥凹部.
□GV-8　筋縮（きんしゅく）：第9胸椎棘突起下方の陥凹部.
□GV-9　至陽（しよう）：第7胸椎棘突起下方の陥凹部.
□GV-10　霊台（れいだい）：第6胸椎棘突起下方の陥凹部.

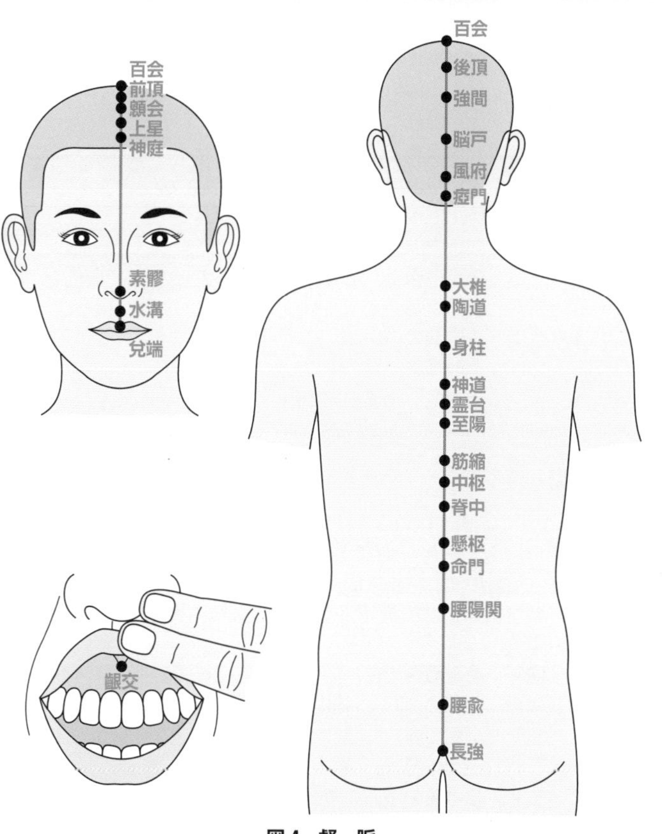

図 4　督　脈

□GV-11　神道（しんどう）：第 5 胸椎棘突起下方の陥凹部.
□GV-12　身柱（しんちゅう）：第 3 胸椎棘突起下方の陥凹部.
□GV-13　陶道（とうどう）：第 1 胸椎棘突起下方の陥凹部.
□GV-14　大椎（だいつい）：第 7 頸椎棘突起下方の陥凹部.
□GV-15　瘂門（あもん）：第 2 頸椎棘突起上方の陥凹部.

□GV-16　風府：外後頭隆起の直下，左右の僧帽筋間の陥凹部.
□GV-17　脳戸：外後頭隆起の上方の陥凹部.
□GV-18　強間：後正中線上，後髪際の上方 4 寸.
□GV-19　後頂：後正中線上，後髪際の上方 5 寸 5 分.
□GV-20　百会：前正中線上，前髪際の後方 5 寸.
□GV-21　前頂：前正中線上，前髪際の後方 3 寸 5 分.
□GV-22　顖会：前正中線上，前髪際の後方 2 寸.
□GV-23　上星：前正中線上，前髪際の後方 1 寸.
□GV-24　神庭：前正中線上，前髪際の後方 5 分.
□GV-25　素髎：鼻の尖端.
□GV-26　水溝：人中溝の中点.
□GV-27　兌端：上唇結節上縁の中点.
□GV-28　齦交：上歯齦，上唇小帯の接合部.

D．任脈（24 穴）―――――――― □□□□□

□任脈（CV：Conception Vessel）は，胞中（小骨盤腔）に起こり→会陰部→腹部→胸部→前頸部→喉→下顎→下歯齦→顔面→目に入る．なお，陰脈の海と呼ぶ（**図 5**）.
□CV-1　会陰：男性は陰嚢根部と肛門，女性は後陰唇交連と肛門を結ぶ線の中点.
□CV-2　曲骨：恥骨結合上縁.
□CV-3　中極（膀胱の募穴）：臍中央の下方 4 寸.
□CV-4　関元（小腸の募穴）：臍中央の下方 3 寸.
□CV-5　石門（三焦の募穴）：臍中央の下方 2 寸.
□CV-6　気海：臍中央の下方 1 寸 5 分.
□CV-7　陰交：臍中央の下方 1 寸.
□CV-8　神闕：臍の中央.
□CV-9　水分：臍中央の上方 1 寸.
□CV-10　下脘：臍中央の上方 2 寸.
□CV-11　建里：臍中央の上方 3 寸.
□CV-12　中脘（胃の募穴，八会穴の腑会）：臍中央の上方 4 寸.
□CV-13　上脘：臍中央の上方 5 寸.

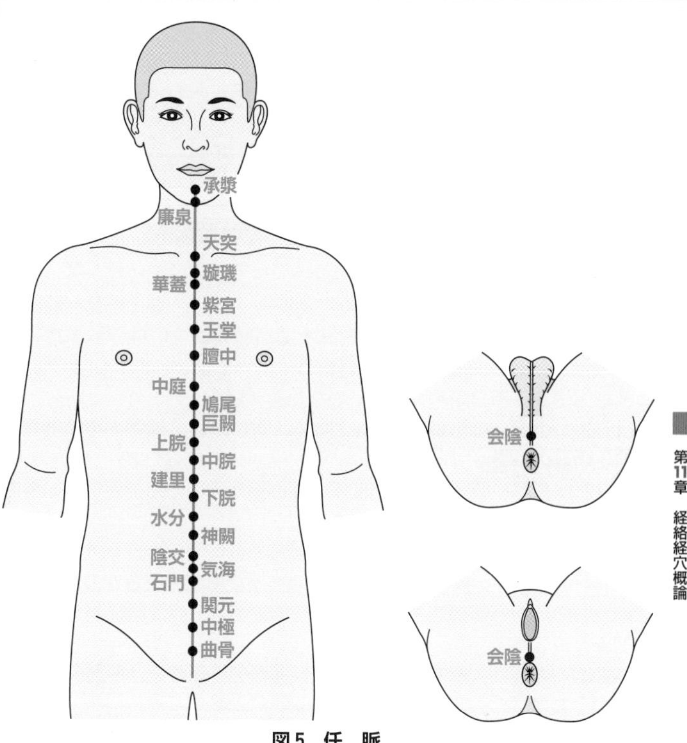

図5 任 脈

□CV-14 巨闕（心の募穴）：臍中央の上方 6 寸.

□CV-15 鳩尾（任脈の絡穴）：胸骨体下端の下方 1 寸.

□CV-16 中庭：胸骨体下端の中点.

□CV-17 膻中（心包の募穴，八会穴の気会）：前正中線上，第 4 肋間と同じ高さ.

□CV-18 玉堂：前正中線上，第 3 肋間と同じ高さ.

□CV-19 紫宮：前正中線上，第 2 肋間と同じ高さ.

□CV-20 華蓋：前正中線上，第 1 肋間と同じ高さ.

□CV-21　璇璣：前正中線上，頸窩の下方1寸.
□CV-22　天突：前正中線上，頸窩の中央.
□CV-23　廉泉：前正中線上，喉頭隆起の上方，舌骨の上方の陥凹部.
□CV-24　承漿：オトガイ唇溝中央の陥凹部.

E. 正経十二経脈

1. 手の太陰肺経(11穴)　■■■■■

□手の太陰肺経（LU：Lung Meridian）は，中焦に起こり→下って大腸を絡い→噴門部→横隔膜→肺に属する．肺→気管→喉頭→腋下→上腕前外側→肘窩→前腕前外側→手関節前面横紋の橈骨動脈拍動部→母指球外側→母指外側端に終わる．前腕下部より分かれた支脈→示指外側端→手の陽明大腸経につながる（**図6**）.

□LU-1　中府（肺の募穴）：第1肋間と同じ高さ，鎖骨下窩の外側，前正中線の外方6寸.

□LU-2　雲門：鎖骨下窩の陥凹部，烏口突起の内方，前正中線の外方6寸．なお，腋窩動脈が深部を通る.

□LU-3　天府：上腕二頭筋外側縁，腋窩横紋前端の下方3寸.

□LU-4　侠白：上腕二頭筋外側縁，腋窩横紋前端の下方4寸.

□LU-5　尺沢（肺経の合水穴）：肘窩横紋上，上腕二頭筋腱外方の陥凹部.

□LU-6　孔最（肺経の郄穴）：尺沢と太淵を結ぶ線上，手関節掌側横紋の上方7寸.

□LU-7　列欠（肺経の絡穴，四総穴，八脈交会穴）：長母指外転筋腱と短母指伸筋腱の間，手関節掌側横紋の上方1寸5分.

□LU-8　経渠（肺経の経金穴）：橈骨下端の橈側で，外側に最も突出した部位と橈骨動脈の間，手関節掌側横紋の上方1寸.

□LU-9　太淵（肺の原穴，肺経の兪土穴，八会穴の脈会）：橈骨茎状突起と舟状骨の間，長母指外転筋腱の尺側の陥凹部.

□LU-10　魚際（肺経の滎火穴）：手掌，第1中手骨中点の橈側，赤白肉際.

□LU-11　少商（肺経の井木穴）：母指，末節骨橈側，爪甲角の近位外方1分（指寸）.

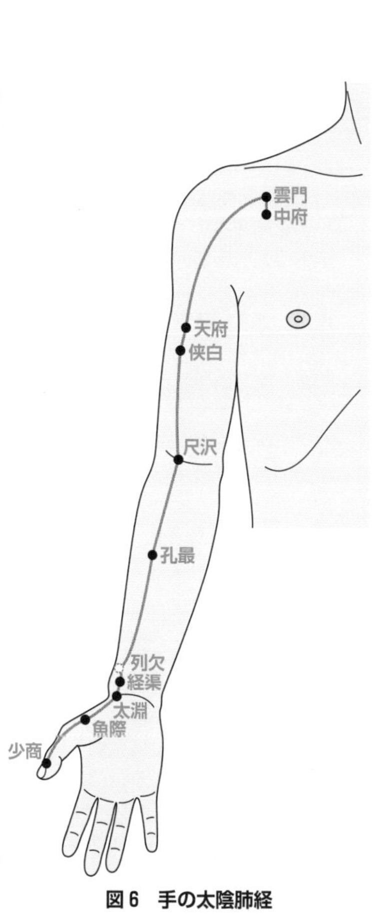

図 6　手の太陰肺経

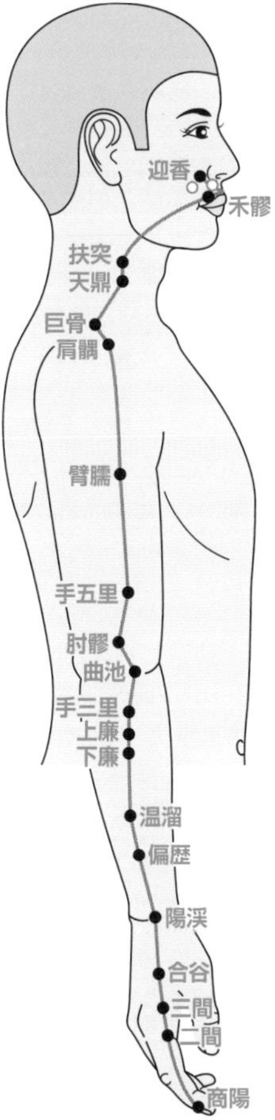

迎香
禾髎
扶突
天鼎
巨骨
肩髃
臂臑
手五里
肘髎
曲池
手三里
上廉
下廉
温溜
偏歴
陽渓
合谷
三間
二間
商陽

図 7　手の陽明大腸経

2. 手の陽明大腸経(20 穴)

□手の陽明大腸経（LI：Large Intestine Meridian）は，手の太陰肺経の脈気を受けて示指外側端に起こり→示指外縁→第 1・2 中手骨間の手背側→長・短母指伸筋腱の間に入る．長橈側手根伸筋と短橈側手根伸筋との間を上り→肘窩横紋外端→上腕後外側→肩を上り→大椎に出る．大椎→大鎖骨上窩→肺を絡い→横隔膜を貫いて大腸に属する（**図 7**）．大鎖骨上窩で分かれた支脈→頸部→頬→下歯→口→人中で左右交差→鼻孔→鼻翼外方→足の陽明胃経につながる．

□LI-1　商陽（大腸経の井金穴）：示指，末節骨橈側，爪甲角の近位外方 1 分．

□LI-2　二間（大腸経の滎水穴）：示指，第 2 中手指節関節の橈側の遠位陥凹部，赤白肉際．

□LI-3　三間（大腸経の兪木穴）：手背，第 2 中手指節関節の橈側の近位陥凹部．

□LI-4　合谷（大腸の原穴，四総穴）：手背，第 2 中手骨中点の橈側．

□LI-5　陽渓（大腸経の経火穴）：手関節背側横紋橈側，橈骨茎状突起の遠位，タバコ窩（橈側小窩）の陥凹部．

□LI-6　偏歴（大腸経の絡穴）：陽渓と曲池を結ぶ線上，手関節背側横紋の上方 3 寸．

□LI-7　温溜（大腸経の郄穴）：陽渓と曲池を結ぶ線上，手関節背側横紋の上方 5 寸．

□LI-8　下廉：陽渓と曲池を結ぶ線上，肘窩横紋の下方 4 寸．

□LI-9　上廉：陽渓と曲池を結ぶ線上，肘窩横紋の下方 3 寸．

□LI-10　手三里：陽渓と曲池を結ぶ線上，肘窩横紋の下方 2 寸．

□LI-11　曲池（大腸経の合土穴）：肘外側，尺沢と上腕骨外側上顆を結ぶ線上の中点．

□LI-12　肘髎：肘後外側，上腕骨外側上顆の上縁，外側顆上稜の前縁．

□LI-13　手五里：曲池と肩髃を結ぶ線上，肘窩横紋の上方 3 寸．なお，深部に橈骨神経幹が通る．

□LI-14　臂臑：三角筋前縁，曲池の上方 7 寸．

□LI-15　肩髃：肩峰外縁の前端と上腕骨大結節の間の陥凹部．

□LI-16　巨骨：鎖骨の肩峰端と肩甲棘の間の陥凹部．

□LI-17　天鼎：輪状軟骨と同じ高さ，胸鎖乳突筋の後縁.
□LI-18　扶突：甲状軟骨上縁と同じ高さ，胸鎖乳突筋の前縁と後縁の間.
□LI-19　禾髎：人中溝の中点と同じ高さ，鼻孔外縁の下方.
□LI-20　迎香：鼻唇溝中，鼻翼外縁中点と同じ高さ.

3. 足の陽明胃経(45 穴)

□足の陽明胃経（ST：Stomach Meridian）は，手の陽明大腸経の脈気を受けて鼻翼外方に起こり→鼻根部で足の太陽膀胱経と交わり→鼻の外側→上歯→口→唇→オトガイで交わる（**図 8**）．戻って，顔面動脈拍動部（大迎）→下顎角→耳前から髪際→額中央に至る．大迎から分かれた支脈→総頸動脈動脈拍動部（人迎）→気管→大鎖骨上窩→横隔膜→胃に属し，脾を絡う．本経は，大鎖骨上窩→胸部では前正中線外方 4 寸，腹部では前正中線外方 2 寸を下り→幽門部に起こり腹部を下る支脈と鼡径部の大腿動脈拍動部（気衝）で合流→大腿前外側→膝蓋骨→下腿前面→足背→足の第 2 指外側端に終わる．膝下 3 寸から分かれた支脈→下腿前面→足の第 3 指外側端に出る．足背で分かれた支脈→足の第 1 指内側端に至り→足の太陰脾経につながる.

□ST-1　承泣：眼球と眼窩下縁の間，瞳孔線上.
□ST-2　四白：眼窩下孔部.
□ST-3　巨髎：瞳孔の直下，鼻翼下縁と同じ高さ.
□ST-4　地倉：口角の外方 4 分（指寸）.
□ST-5　大迎：下顎角の前方，咬筋付着部の前方陥凹部，顔面動脈上.
□ST-6　頬車：下顎角の前上方 1 横指（中指）.
□ST-7　下関：頬骨弓の下縁中点と下顎切痕の間の陥凹部.
□ST-8　頭維：額角髪際の直上 5 分，前正中線の外方 4 寸 5 分.
□ST-9　人迎：甲状軟骨上縁と同じ高さ,胸鎖乳突筋の前縁,総頸動脈上.
□ST-10　水突：輪状軟骨と同じ高さ，胸鎖乳突筋の前縁.
□ST-11　気舎：小鎖骨上窩で鎖骨胸骨端の上方，胸鎖乳突筋の胸骨頭と鎖骨頭の間の陥凹部.
□ST-12　欠盆：大鎖骨上窩，前正中線の外方 4 寸，鎖骨上方の陥凹部.
□ST-13　気戸：鎖骨下縁，前正中線の外方 4 寸.
□ST-14　庫房：第 1 肋間，前正中線の外方 4 寸.

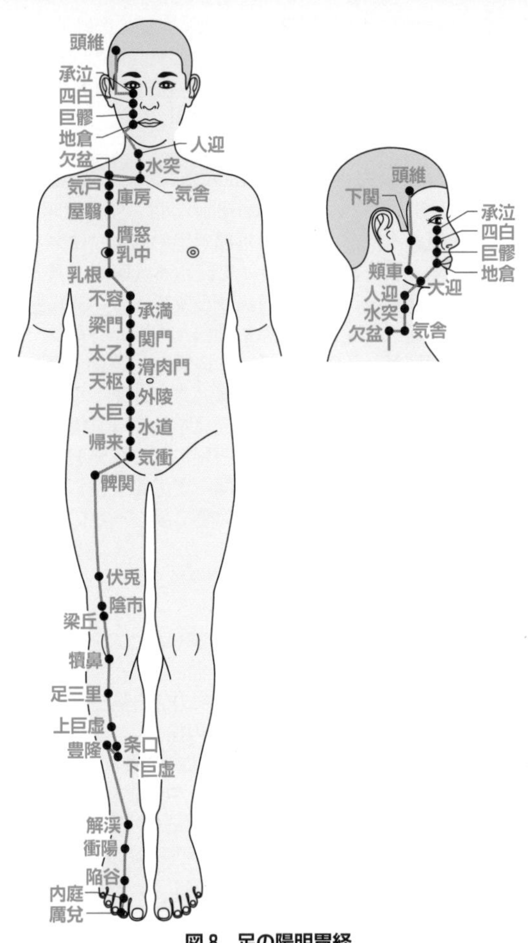
頭維
承泣
四白
巨髎
地倉
人迎
欠盆
水突
気戸
庫房
気舎
屋翳
膺窓
乳中
乳根
不容
承満
梁門
関門
太乙
滑肉門
天枢
外陵
大巨
水道
帰来
気衝
髀関
伏兎
陰市
梁丘
犢鼻
足三里
上巨虚
条口
豊隆
下巨虚
解渓
衝陽
陥谷
内庭
厲兌
頭維
下関
承泣
四白
巨髎
地倉
頬車
大迎
人迎
水突
欠盆
気舎

図8　足の陽明胃経

□ST-15　屋翳：第 2 肋間，前正中線の外方 4 寸.
□ST-16　膺窓：第 3 肋間，前正中線の外方 4 寸.
□ST-17　乳中：乳頭中央.
□ST-18　乳根：第 5 肋間，前正中線の外方 4 寸.
□ST-19　不容：臍中央の上方 6 寸，前正中線の外方 2 寸.
□ST-20　承満：臍中央の上方 5 寸，前正中線の外方 2 寸.
□ST-21　梁門：臍中央の上方 4 寸，前正中線の外方 2 寸.
□ST-22　関門：臍中央の上方 3 寸，前正中線の外方 2 寸.
□ST-23　太乙：臍中央の上方 2 寸，前正中線の外方 2 寸.
□ST-24　滑肉門：臍中央の上方 1 寸，前正中線の外方 2 寸.
□ST-25　天枢（大腸の募穴）：臍中央の外方 2 寸.
□ST-26　外陵：臍中央の下方 1 寸，前正中線の外方 2 寸.
□ST-27　大巨：臍中央の下方 2 寸，前正中線の外方 2 寸.
□ST-28　水道：臍中央の下方 3 寸，前正中線の外方 2 寸.
□ST-29　帰来：臍中央の下方 4 寸，前正中線の外方 2 寸.
□ST-30　気衝：鼡径部，恥骨結合上縁と同じ高さで，前正中線の外方 2 寸，大腿動脈拍動部.
□ST-31　髀関：大腿直筋と縫工筋と大腿筋膜張筋の近位部の間の陥凹部．なお，上前腸骨棘と膝蓋骨底外端を結ぶ線上で大転子の頂点の高さにとる.
□ST-32　伏兎：膝蓋骨底外端と上前腸骨棘を結ぶ線上，膝蓋骨底の上方 6 寸.
□ST-33　陰市：大腿直筋腱の外側で膝蓋骨底の上方 3 寸.
□ST-34　梁丘（胃経の郄穴）：外側広筋と大腿直筋腱外縁の間，膝蓋骨底の上方 2 寸.
□ST-35　犢鼻：膝前面，膝蓋靱帯外方の陥凹部.
□ST-36　足三里（胃経の合土穴，四総穴，胃の下合穴）：犢鼻と解渓を結ぶ線上，犢鼻の下方 3 寸.
□ST-37　上巨虚（大腸の下合穴）：犢鼻と解渓を結ぶ線上，犢鼻の下方 6 寸.
□ST-38　条口：犢鼻と解渓を結ぶ線上，犢鼻の下方 8 寸.
□ST-39　下巨虚（小腸の下合穴）：犢鼻と解渓を結ぶ線上，犢鼻の下方 9 寸.

□ST-40　豊隆（胃経の絡穴）：前脛骨筋の外縁，外果尖の上方 8 寸.

□ST-41　解渓（胃経の経火穴）：足関節前面，足関節前面中央の陥凹部，長母指伸筋腱と長指伸筋腱の間.

□ST-42　衝陽（胃の原穴）：足背，第 2 中足骨底部と中間楔状骨の間，足背動脈拍動部.

□ST-43　陥谷（胃経の兪木穴）：足背，第 2・3 中足骨間，第 2 中足指節関節の近位陥凹部.

□ST-44　内庭（胃経の滎水穴）：足背，第 2・3 足指間，みずかきの後縁，赤白肉際.

□ST-45　厲兌（胃経の井金穴）：足の第 2 指，末節骨外端，爪甲角の近位外方 1 分（指寸）.

4. 足の太陰脾経(21 穴)　■■■■■

□足の太陰脾経（SP：Spleen Meridian）は，足の陽明胃経の脈気を受けて，足の第 1 指内側端に起こり→表裏の境目に沿って内果の前→脛骨の後に沿って→下腿内側→足の厥陰肝経と交わって前に出て→膝→大腿前内側を上る（**図 9**）．腹部では，前正中線外方 4 寸を上りながら→任脈，胆経，肝経に交わった後→脾に属し，胃を絡う．さらに横隔膜を貫き，胸部では前正中線外方 6 寸を上り→外に曲がって側胸部中央（大包）に至る．さらに上に向かい（中府）を通り→食道→舌根→舌下に広がる．また，上腹部より分かれた支脈→横隔膜→心中で手の少陰心経につながる.

□SP-1　隠白（脾経の井木穴）：足の第 1 指，末節骨内側，爪甲角の近位内方 1 分（指寸），爪甲内側縁の垂線と爪甲基底部の水平線の交点.

□SP-2　大都（脾経の滎火穴）：足の第 1 指，第 1 中足指節関節の遠位内側陥凹部，赤白肉際.

□SP-3　太白（脾の原穴，脾経の兪土穴）：足内側，第 1 中足指節関節の近位陥凹部，赤白肉際.

□SP-4　公孫（脾経の絡穴，八脈交会穴）：足内側，第 1 中足骨底の前下方，赤白肉際.

□SP-5　商丘（脾経の経金穴）：足内側，内果の前下方，舟状骨粗面と内果尖の中央陥凹部.

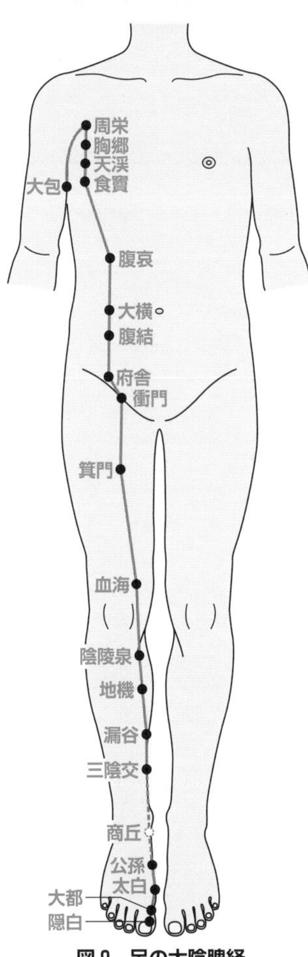

図 9　足の太陰脾経

□SP-6　三陰交：下腿内側，脛骨内縁の後際，内果尖の上方 3 寸．
□SP-7　漏谷：下腿内側，脛骨内縁の後際，内果尖の上方 6 寸．
□SP-8　地機（脾経の郄穴）：下腿内側，脛骨内縁の後際，陰陵泉の下方 3 寸．
□SP-9　陰陵泉（脾経の合水穴）：下腿内側，脛骨内側顆下縁と脛骨内縁が接する陥凹部．
□SP-10　血海：大腿前内側，内側広筋隆起部，膝蓋骨底内端の上方 2 寸．
□SP-11　箕門：大腿内側，膝蓋骨底内端と衝門を結ぶ線上，衝門から 1/3，縫工筋と長内転筋の間，大腿動脈拍動部．
□SP-12　衝門：鼡径部，鼡径溝，大腿動脈拍動部の外方．
□SP-13　府舎：臍中央の下方 4 寸 3 分，前正中線の外方 4 寸．
□SP-14　腹結：臍中央の下方 1 寸 3 分，前正中線の外方 4 寸．
□SP-15　大横：臍中央の外方 4 寸．
□SP-16　腹哀：臍中央の上方 3 寸，前正中線の外方 4 寸．
□SP-17　食竇：第 5 肋間，前正中線の外方 6 寸．
□SP-18　天渓：第 4 肋間，前正中線の外方 6 寸．
□SP-19　胸郷：第 3 肋間，前正中線の外方 6 寸．
□SP-20　周栄：第 2 肋間，前正中線の外方 6 寸．
□SP-21　大包（脾の大絡の絡穴）：第 6 肋間，中腋窩線上．

5. 手の少陰心経(9 穴)　■■■■■

□手の少陰心経（HT：Heart Meridian）は，足の太陰脾経の脈気を受けて心中に起こり→心系（心臓大動脈など）に属し→横隔膜→小腸を絡う（**図 10**）．心系より別れた支脈→上って咽喉を挟み→目につながる．本経は，心系→肺→腋下（極泉）→上腕前内側→肘窩横紋の内端→前腕前内側→手掌→小指外側端→手の太陽小腸経につながる．
□HT-1　極泉：腋窩中央，腋窩動脈拍動部．
□HT-2　青霊：上腕内側面，上腕二頭筋の内側縁，肘窩横紋の上方 3 寸．
□HT-3　少海（心経の合水穴）：肘前内側，上腕骨内側上顆の前縁，肘窩横紋と同じ高さ．
□HT-4　霊道（心経の経金穴）：前腕前内側，尺側手根屈筋腱の橈側縁，手関節掌側横紋の上方 1 寸 5 分．

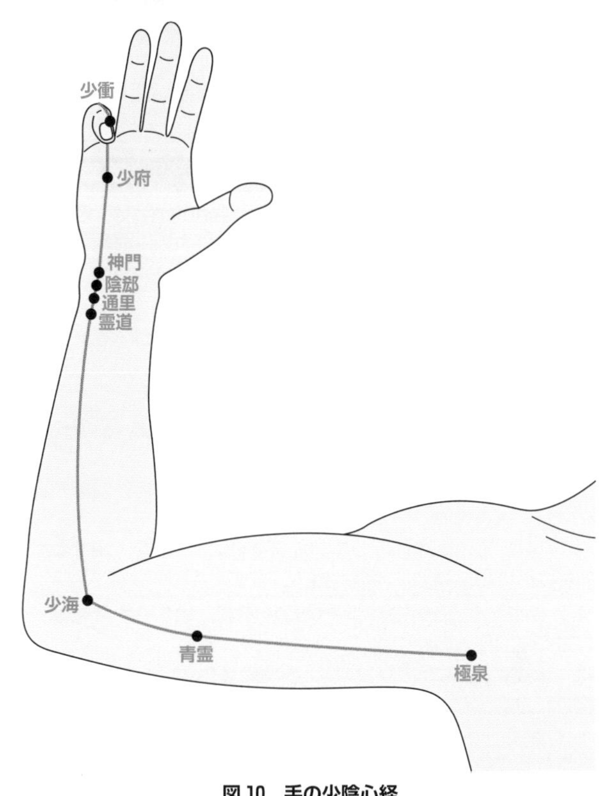

図 10　手の少陰心経

□HT-5　通里（心経の絡穴）：前腕前内側，尺側手根屈筋腱の橈側縁，手関節掌側横紋の上方 1 寸.

□HT-6　陰郄（心経の郄穴）：前腕前内側，尺側手根屈筋腱の橈側縁，手関節掌側横紋の上方 5 分.

□HT-7　神門（心の原穴，心経の兪土穴）：手関節前内側，尺側手根屈筋腱の橈側縁，手関節掌側横紋上.

□HT-8　少府（心経の滎火穴）：手掌，第 5 中手指節関節の近位端と同じ高さ，第 4・5 中手骨の間．

□HT-9　少衝（心経の井木穴）：小指，末節骨橈側，爪甲角の近位外方 1 分（指寸）．

6. 手の太陽小腸経（19 穴）

□手の太陽小腸経（SI：Small Intestine Meridian）は，手の少陰心経の脈気を受けて小指内側端に起こり→手の内側→前腕後内側→尺骨神経溝（小海）→上腕後内側→肩関節→肩甲骨→肩上→大鎖骨上窩→下って心を絡う（**図 11**）．咽喉をめぐり，横隔膜を貫いて胃に至り，小腸に属する．大鎖骨上窩で分かれた支脈→頸→頬→外眼角→耳の中に入る．頬から分かれた支脈→鼻→内眼角→足の太陽膀胱経につながる．

□SI-1　少沢（小腸経の井金穴）：小指，末節骨尺側，爪甲角の近位内方 1 分（指寸）．

□SI-2　前谷（小腸経の滎水穴）：小指，第 5 中手指節関節尺側の遠位陥凹部，赤白肉際．

□SI-3　後渓（小腸経の兪木穴，八脈交会穴）：手背，第 5 中手指節関節尺側の近位陥凹部，赤白肉際．

□SI-4　腕骨（小腸の原穴）：手関節後内側，第 5 中手骨底部と三角骨の間の陥凹部，赤白肉際．

□SI-5　陽谷（小腸経の経火穴）：手関節後内側，三角骨と尺骨茎状突起の間の陥凹部．

□SI-6　養老（小腸経の郄穴）：前腕後内側，尺骨頭橈側の陥凹部，手関節背側横紋の上方 1 寸．

□SI-7　支正（小腸経の絡穴）：前腕後内側，尺骨内縁と尺側手根屈筋の間，手関節背側横紋の上方 5 寸．

□SI-8　小海（小腸経の合土穴）：肘後内側，肘頭と上腕骨内側上顆の間の陥凹部．

□SI-9　肩貞：肩関節の後下方，腋窩横紋後端の上方 1 寸．

□SI-10　臑兪：腋窩横紋後端の上方，肩甲棘の下方陥凹部．

□SI-11　天宗：肩甲棘の中点と肩甲骨下角を結んだ線上，肩甲棘から 1/3 にある陥凹部．

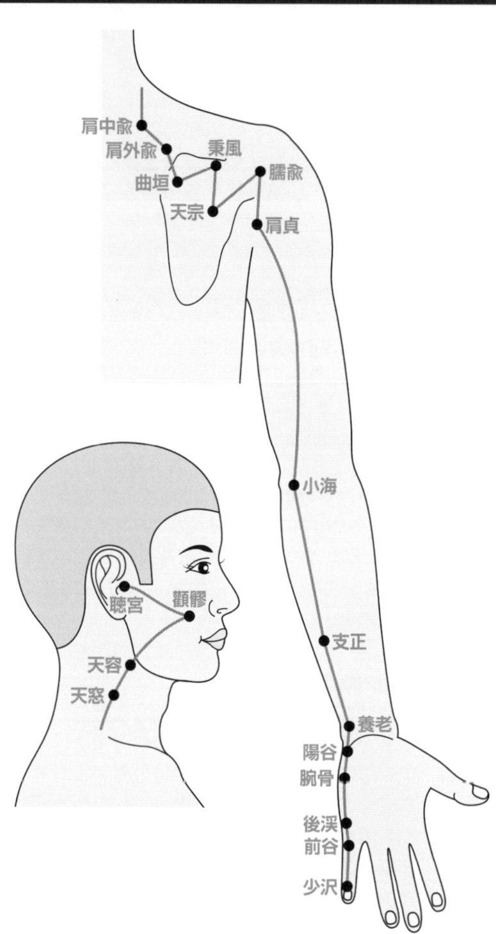

図 11　手の太陽小腸経

□SI-12　秉風：棘上窩，肩甲棘中点の上方．
□SI-13　曲垣：肩甲棘内端の上方陥凹部．
□SI-14　肩外兪：第1胸椎棘突起下縁と同じ高さ，後正中線の外方3寸．
□SI-15　肩中兪：第7頸椎棘突起下縁と同じ高さ，後正中線の外方2寸．
□SI-16　天窓：胸鎖乳突筋の後縁，甲状軟骨上縁と同じ高さ．
□SI-17　天容：下顎角の後方，胸鎖乳突筋の前方陥凹部．
□SI-18　顴髎：外眼角の直下，頬骨下方の陥凹部．
□SI-19　聴宮：耳珠中央の前縁と下顎骨関節突起の間の陥凹部．

7．足の太陽膀胱経（67穴）　■■■■■

□足の太陽膀胱経（BL：Bladder Meridian）は，手の太陽小腸経の脈気を受けて内眼角に起こり→前頭部を上り→頭頂部（百会）で左右が交わる（**図12**）．頭頂部（百会）で分かれる支脈→耳の上に行き側頭部に広がる．本経は，頭頂部→脳→項→肩甲骨の内側→脊柱の両側→後正中線外方1寸5分→脊柱起立筋→腎を絡い，膀胱に属する．本経は腰から下って→殿部→大腿部後面→膝窩に入る．後頸部で分かれたもう一本の支脈→脊柱の両側→後正中線外方3寸→殿部→大腿後外側→膝窩中央（委中）で本経と合流する．さらに，下腿後面（腓腹筋）→下腿後外側→外果後方→足の第5指外側端に至り，足の少陰腎経につながる．
□BL-1　睛明：顔面部，内眼角の内上方と眼窩内側壁の間の陥凹部．
□BL-2　攅竹：眉毛内端の陥凹部．
□BL-3　眉衝：前頭切痕の上方，前髪際の後方5分．
□BL-4　曲差：前髪際の後方5分，前正中線の外方1寸5分．
□BL-5　五処：前髪際の後方1寸，前正中線の外方1寸5分．
□BL-6　承光：前髪際の後方2寸5分，前正中線の外方1寸5分．
□BL-7　通天：前髪際の後方4寸，前正中線の外方1寸5分．
□BL-8　絡却：前髪際の後方5寸5分，後正中線の外方1寸5分．
□BL-9　玉枕：外後頭隆起上縁と同じ高さ，後正中線の外方1寸3分．
□BL-10　天柱：第2頸椎棘突起上縁と同じ高さ，僧帽筋外縁の陥凹部．なお，瘂門（督脈）の外方，頭半棘筋膨隆部の外縁にとる．
□BL-11　大杼（八会穴の骨会）：第1胸椎棘突起下縁と同じ高さ，後正中線の外方1寸5分．

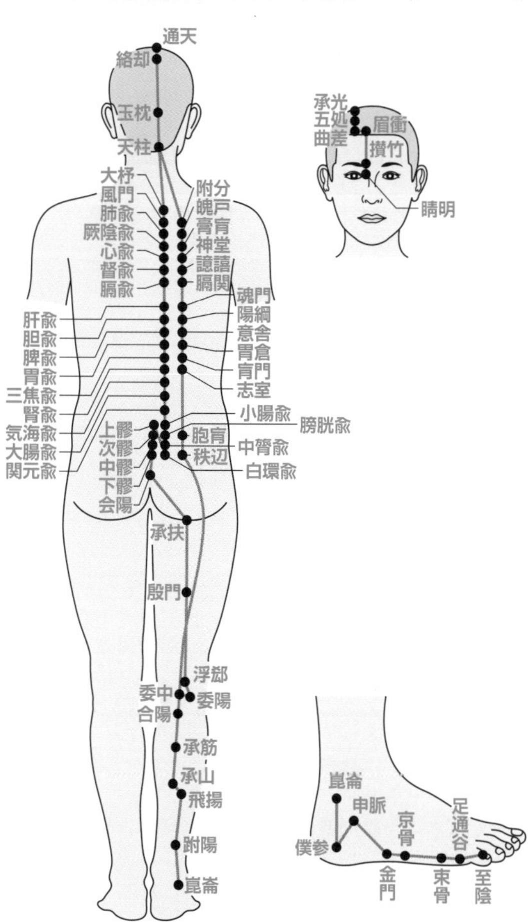
通天
絡却
玉枕
天柱
大杼
風門
肺兪
厥陰兪
心兪
督兪
膈兪
附分
魄戸
膏肓
神堂
譩譆
膈関
魂門
陽綱
意舎
胃倉
肓門
志室
肝兪
胆兪
脾兪
胃兪
三焦兪
腎兪
気海兪
大腸兪
関元兪
小腸兪
膀胱兪
上髎
次髎
中髎
下髎
会陽
胞肓
秩辺
中膂兪
白環兪
承扶
殷門
浮郄
委中
委陽
合陽
承筋
承山
飛揚
跗陽
崑崙
承光
五処
曲差
眉衝
攅竹
睛明
崑崙
申脈
僕参
京骨
足通谷
金門
束骨
至陰

図 12　足の太陽膀胱経

□BL-12　風門：第 2 胸椎棘突起下縁と同じ高さ，後正中線の外方 1 寸 5 分.

□BL-13　肺兪（肺の背部兪穴）：第 3 胸椎棘突起下縁と同じ高さ，後正中線の外方 1 寸 5 分.

□BL-14　厥陰兪（心包の背部兪穴）：第 4 胸椎棘突起下縁と同じ高さ，後正中線の外方 1 寸 5 分.

□BL-15　心兪（心の背部兪穴）：第 5 胸椎棘突起下縁と同じ高さ，後正中線の外方 1 寸 5 分.

□BL-16　督兪：第 6 胸椎棘突起下縁と同じ高さ，後正中線の外方 1 寸 5 分.

□BL-17　膈兪（八会穴の血会）：第 7 胸椎棘突起下縁と同じ高さ，後正中線の外方 1 寸 5 分.

□BL-18　肝兪（肝の背部兪穴）：第 9 胸椎棘突起下縁と同じ高さ，後正中線の外方 1 寸 5 分.

□BL-19　胆兪（胆の背部兪穴）：第 10 胸椎棘突起下縁と同じ高さ，後正中線の外方 1 寸 5 分.

□BL-20　脾兪（脾の背部兪穴）：第 11 胸椎棘突起下縁と同じ高さ，後正中線の外方 1 寸 5 分.

□BL-21　胃兪（胃の背部兪穴）：第 12 胸椎棘突起下縁と同じ高さ，後正中線の外方 1 寸 5 分.

□BL-22　三焦兪（三焦の背部兪穴）：第 1 腰椎棘突起下縁と同じ高さ，後正中線の外方 1 寸 5 分.

□BL-23　腎兪（腎の背部兪穴）：第 2 腰椎棘突起下縁と同じ高さ，後正中線の外方 1 寸 5 分.

□BL-24　気海兪：第 3 腰椎棘突起下縁と同じ高さ，後正中線の外方 1 寸 5 分.

□BL-25　大腸兪（大腸の背部兪穴）：第 4 腰椎棘突起下縁と同じ高さ，後正中線の外方 1 寸 5 分.

□BL-26　関元兪：第 5 腰椎棘突起下縁と同じ高さ，後正中線の外方 1 寸 5 分.

□BL-27　小腸兪（小腸の背部兪穴）：第 1 後仙骨孔と同じ高さ，正中仙骨稜の外方 1 寸 5 分.

□BL-28　膀胱兪（膀胱の背部兪穴）：第 2 後仙骨孔と同じ高さ，正中

仙骨稜の外方 1 寸 5 分.

□BL-29 中膂兪：第 3 後仙骨孔と同じ高さ，正中仙骨稜の外方 1 寸 5 分.

□BL-30 白環兪：第 4 後仙骨孔と同じ高さ，正中仙骨稜の外方 1 寸 5 分.

□BL-31 上髎：第 1 仙骨孔．なお，上後腸骨棘の頂点に高さにあたる.

□BL-32 次髎：第 2 仙骨孔.

□BL-33 中髎：第 3 仙骨孔.

□BL-34 下髎：第 4 仙骨孔.

□BL-35 会陽：尾骨下端外方 5 分.

□BL-36 承扶：殿溝の中央．なお，深部に坐骨神経が通る.

□BL-37 殷門：大腿部後面，大腿二頭筋と半腱様筋の間，殿溝の下方 6 寸．なお，深部に坐骨神経が通る.

□BL-38 浮郄：膝後面，大腿二頭筋腱の内縁，膝窩横紋の上方 1 寸．なお，深部に総腓骨神経が通る.

□BL-39 委陽（三焦の下合穴）：膝後外側，大腿二頭筋腱の内縁，膝窩横紋上．なお，深部に総腓骨神経が通る.

□BL-40 委中（膀胱経の合土穴，四総穴，膀胱の下合穴）：膝後面，膝窩横紋の中点．なお，深部に脛骨神経が通る.

□BL-41 附分：第 2 胸椎棘突起下縁と同じ高さ，後正中線の外方 3 寸.

□BL-42 魄戸：第 3 胸椎棘突起下縁と同じ高さ，後正中線の外方 3 寸.

□BL-43 膏肓：第 4 胸椎棘突起下縁と同じ高さ，後正中線の外方 3 寸.

□BL-44 神堂：第 5 胸椎棘突起下縁と同じ高さ，後正中線の外方 3 寸.

□BL-45 譩譆：第 6 胸椎棘突起下縁と同じ高さ，後正中線の外方 3 寸．なお，聴診三角にあたる.

□BL-46 膈関：第 7 胸椎棘突起下縁と同じ高さ，後正中線の外方 3 寸.

□BL-47 魂門：第 9 胸椎棘突起下縁と同じ高さ，後正中線の外方 3 寸.

□BL-48 陽綱：第 10 胸椎棘突起下縁と同じ高さ，後正中線の外方 3 寸.

□BL-49 意舎：第 11 胸椎棘突起下縁と同じ高さ，後正中線の外方 3 寸.

□BL-50 胃倉：第 12 胸椎棘突起下縁と同じ高さ，後正中線の外方 3 寸.

□BL-51 肓門：第 1 腰椎棘突起下縁と同じ高さ，後正中線の外方 3 寸.

□BL-52 志室：第 2 腰椎棘突起下縁と同じ高さ，後正中線の外方 3 寸.

□BL-53 胞肓：第 2 後仙骨孔と同じ高さ，正中仙骨稜の外方 3 寸.

□BL-54 秩辺：第 4 後仙骨孔と同じ高さ，正中仙骨稜の外方 3 寸.

□BL-55 合陽：腓腹筋外側頭と内側頭の間，膝窩横紋の下方 2 寸.

□BL-56　承筋：腓腹筋の両筋腹の間，膝窩横紋の下方 5 寸.

□BL-57　承山：腓腹筋筋腹とアキレス腱の移行部，膝窩横紋の下方 8 寸.

□BL-58　飛揚（膀胱経の絡穴）：腓腹筋外側頭下縁とアキレス腱の間，崑崙の上方 7 寸.

□BL-59　跗陽（陽蹻脈の郄穴）：腓骨とアキレス腱の間，崑崙の上方 3 寸.

□BL-60　崑崙（膀胱経の経火穴）：外果尖とアキレス腱の間の陥凹部.

□BL-61　僕参：崑崙の下方，踵骨外側，赤白肉際.

□BL-62　申脈（八脈交会穴）：外果尖の直下，外果下縁と踵骨の間の陥凹部.

□BL-63　金門（膀胱経の郄穴）：足背，外果前縁の遠位，第 5 中足骨粗面の後方，立方骨下方の陥凹部.

□BL-64　京骨（膀胱の原穴）：足外側，第 5 中足骨粗面の遠位，赤白肉際.

□BL-65　束骨（膀胱経の兪木穴）：足外側，第 5 中足指節関節の近位陥凹部，赤白肉際.

□BL-66　足通谷（膀胱経の滎水穴）：足の第 5 指，第 5 中足指節関節の遠位外側陥凹部，赤白肉際.

□BL-67　至陰（膀胱経の井金穴）：足の第 5 指，末節骨外側，爪甲角の近位外方 1 分（指寸）.

8. 足の少陰腎経(27 穴)

□足の少陰腎経（KI：Kidney Meridian）は，足の太陽膀胱経の脈気を受けて足の第 5 指の下に起こり→斜めに足底中央（湧泉）→舟状骨粗面の下→内果の後（太渓）→分かれて踵に入る（**図 13**）. 下腿後内側→膝窩内側→大腿後内側→体幹では腹部の前正中線外方 5 分，胸部では前正中線外方 2 寸を上り，本経と合流する. 大腿後内側で分かれた本経→脊柱→腎に属し，膀胱を絡う. さらに腎より上って→肝→横隔膜→肺→気管→舌根を挟んで終わる. 胸部で分かれた支脈→心→胸中→手の厥陰心包経につながる.

□KI-1　湧泉（腎経の井木穴）：足底，足指屈曲時，足底の最陥凹部.

□KI-2　然谷（腎経の滎火穴）：足内側，舟状骨粗面の下方，赤白肉際.

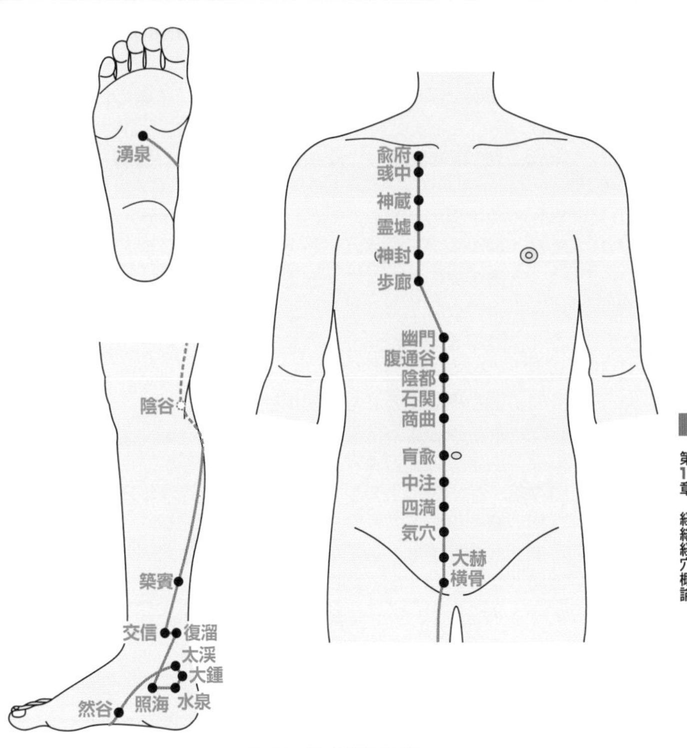

図 13　足の少陰腎経

□KI-3　太渓（たいけい）（腎の原穴，腎経の兪土穴）：足関節後内側，内果尖とアキレス腱の間の陥凹部.

□KI-4　大鍾（たいしょう）（腎経の絡穴）：内果後下方，踵骨上方，アキレス腱付着部内側前方の陥凹部.

□KI-5　水泉（すいせん）（腎経の郄穴）：太渓の下方 1 寸，踵骨隆起前方の陥凹部.

□KI-6　照海（しょうかい）（八脈交会穴）：内果尖の下方 1 寸，内果下方の陥凹部.

□KI-7　復溜（ふくりゅう）（腎経の経金穴）：アキレス腱の前縁，内果尖の上方 2 寸.

□KI-8　交信（陰蹻脈の郄穴）：脛骨内縁の後方の陥凹部，内果尖の上方 2 寸．

□KI-9　築賓（陰維脈の郄穴）：ヒラメ筋とアキレス腱の間，内果尖の上方 5 寸．

□KI-10　陰谷（腎経の合水穴）：膝後内側，半腱様筋腱の外縁，膝窩横紋上．

□KI-11　横骨：臍中央の下方 5 寸，前正中線の外方 5 分．

□KI-12　大赫：臍中央の下方 4 寸，前正中線の外方 5 分．

□KI-13　気穴：臍中央の下方 3 寸，前正中線の外方 5 分．

□KI-14　四満：臍中央の下方 2 寸，前正中線の外方 5 分．

□KI-15　中注：臍中央の下方 1 寸，前正中線の外方 5 分．

□KI-16　肓兪：臍中央の外方 5 分．

□KI-17　商曲：臍中央の上方 2 寸，前正中線の外方 5 分．

□KI-18　石関：臍中央の上方 3 寸，前正中線の外方 5 分．

□KI-19　陰都：臍中央の上方 4 寸，前正中線の外方 5 分．

□KI-20　腹通谷：臍中央の上方 5 寸，前正中線の外方 5 分．

□KI-21　幽門：臍中央の上方 6 寸，前正中線の外方 5 分．

□KI-22　歩廊：第 5 肋間，前正中線の外方 2 寸．

□KI-23　神封：第 4 肋間，前正中線の外方 2 寸．

□KI-24　霊墟：第 3 肋間，前正中線の外方 2 寸．

□KI-25　神蔵：第 2 肋間，前正中線の外方 2 寸．

□KI-26　彧中：第 1 肋間，前正中線の外方 2 寸．

□KI-27　兪府：鎖骨下縁，前正中線の外方 2 寸．

9. 手の厥陰心包経(9 穴)　■■■■■

□手の厥陰心包経（PC：Pericardium Meridian）は，足の少陰腎経の脈気を受けて胸中に起こり→心包に属し，横隔膜→三焦（上焦・中焦・下焦）を絡う（**図 14**）．その支脈は，胸→腋窩→上腕前面→肘窩→前腕前面〔長掌筋（腱）と橈側手根屈筋（腱）との間〕→手掌→中指先端中央（中衝）に終わる．手掌の中央で分かれた支脈→薬指内側端→手の少陽三焦経につながる．

□PC-1　天池：第 4 肋間，前正中線の外方 5 寸．

□PC-2　天泉：上腕二頭筋長頭と短頭の間，腋窩横紋前端の下方 2 寸．

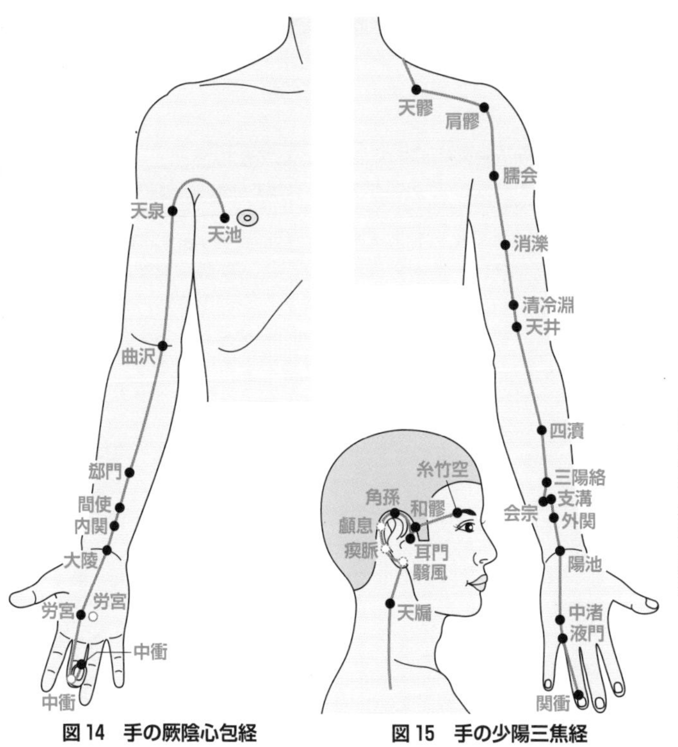

図 14　手の厥陰心包経　　図 15　手の少陽三焦経

□PC-3　曲沢（心包経の合水穴）：肘窩横紋上，上腕二頭筋腱内方の陥凹部.

□PC-4　郄門（心包経の郄穴）：長掌筋腱と橈側手根屈筋腱の間，手関節掌側横紋の上方 5 寸.

□PC-5　間使（心包経の経金穴）：長掌筋腱と橈側手根屈筋腱の間，手関節掌側横紋の上方 3 寸.

□PC-6　内関（心包経の絡穴，八脈交会穴）：長掌筋腱と橈側手根屈筋腱の間，手関節掌側横紋の上方 2 寸.

□PC-7　大陵（心包の原穴，心包経の兪土穴）：手関節前面，長掌筋腱と橈側手根屈筋腱の間，手関節掌側横紋上．
□PC-8　労宮（心包経の滎火穴）：手掌，第2・3中手骨間，中手指節関節の近位陥凹部．
□PC-9　中衝（心包経の井木穴）：中指先端中央．

10. 手の少陽三焦経（23穴）

□手の少陽三焦経（TE：Triple Energizer Meridian）は，手の厥陰心包経の脈気を受けて薬指内側端に起こり→手背→肘頭→上腕後面→肩→胆経と交わり→大鎖骨上窩→胸中→心包を絡い，横隔膜を貫いて三焦に属する（**図15**）．胸中より分かれる支脈→大鎖骨上窩→項部→耳の後部・上部→側頭窩を過ぎ→目の下方に至る．耳の下で分かれた支脈→耳の後から中に入り前に出て→外眼角→足の少陽胆経につながる．
□TE-1　関衝（三焦経の井金穴）：薬指，末節骨尺側，爪甲角から近位内方1分（指寸）．
□TE-2　液門（三焦経の滎水穴）：手背，薬指と小指の間，みずかきの近位陥凹部，赤白肉際．
□TE-3　中渚（三焦経の兪木穴）：手背，第4・5中手骨間，第4中手指節関節近位の陥凹部．
□TE-4　陽池（三焦の原穴）：手関節後面，総指伸筋腱の尺側陥凹部，手関節背側横紋上．
□TE-5　外関（三焦経の絡穴，八脈交会穴）：橈骨と尺骨の骨間の中点，手関節背側横紋の上方2寸．
□TE-6　支溝（三焦経の経火穴）：橈骨と尺骨の骨間の中点，手関節背側横紋の上方3寸．
□TE-7　会宗（三焦経の郄穴）：尺骨の橈側縁，手関節背側横紋の上方3寸．
□TE-8　三陽絡：橈骨と尺骨の骨間の中点，手関節背側横紋の上方4寸．
□TE-9　四瀆：橈骨と尺骨の骨間の中点，肘頭の下方5寸．
□TE-10　天井（三焦経の合土穴）：肘頭の上方1寸，陥凹部．
□TE-11　清冷淵：肘頭と肩峰角を結ぶ線上，肘頭の上方2寸．

□TE-12　消濼：肘頭と肩峰角を結ぶ線上，肘頭の上方 5 寸.
□TE-13　臑会：三角筋の後下縁，肩峰角の下方 3 寸.
□TE-14　肩髎：肩峰角と上腕骨大結節の間の陥凹部.
□TE-15　天髎：肩甲骨上角の上方陥凹部.
□TE-16　天牖：下顎角と同じ高さ，胸鎖乳突筋後方の陥凹部.
□TE-17　翳風：耳垂後方，乳様突起下端前方の陥凹部.
□TE-18　瘈脈：乳様突起の中央，翳風と角孫を結ぶ（耳の輪郭に沿った）曲線上，翳風から 1/3.
□TE-19　顱息：翳風と角孫を結ぶ（耳の輪郭に沿った）曲線上で，翳風から 2/3.
□TE-20　角孫：耳尖のあたる所.
□TE-21　耳門：耳珠上の切痕と下顎骨の関節突起の間，陥凹部.
□TE-22　和髎：もみあげの後方，耳介の付け根の前方，浅側頭動脈の後方.
□TE-23　糸竹空：眉毛外端の陥凹部.

11. 足の少陽胆経（44 穴）□□□□□

□足の少陽胆経（GB：Gallbladder Meridian）は，手の少陽三焦経の脈気を受けて外眼角に起こり→額角→耳の後→頸→三焦経に交わり，大鎖骨上窩に入る（**図 16**）．耳の後より分かれた支脈→耳の中に入り前に出て→外眼角に至る．外眼角より分かれた支脈→大迎へ下り→三焦経に合し→目の下→頸を下り→大鎖骨上窩で合流→胸中→横隔膜→肝を絡い，胆に属する．さらに側腹→鼡径部→陰毛をめぐる．また支脈は，大鎖骨上窩→腋窩→季肋部を下る支脈と股関節で合流する．そこから大腿外側→膝外側→腓骨の前→腓骨下端→外果の前（丘墟）→足背→足の第 4 指外側端に終わる．足背で分かれた支脈→足の第 1 指端→足の厥陰肝経につながる.
□GB-1　瞳子髎：頭部，外眼角の外方 5 分，陥凹部.
□GB-2　聴会：顔面部，珠間切痕と下顎骨関節突起の間，陥凹部.
□GB-3　上関（別名：客主人）：頬骨弓中央の上際，陥凹部.
□GB-4　頷厭：頭維と曲鬢を結ぶ（側頭の髪際に沿った）曲線上，頭維から 1/4.
□GB-5　懸顱：頭維と曲鬢を結ぶ（側頭の髪際に沿った）曲線上の中点.

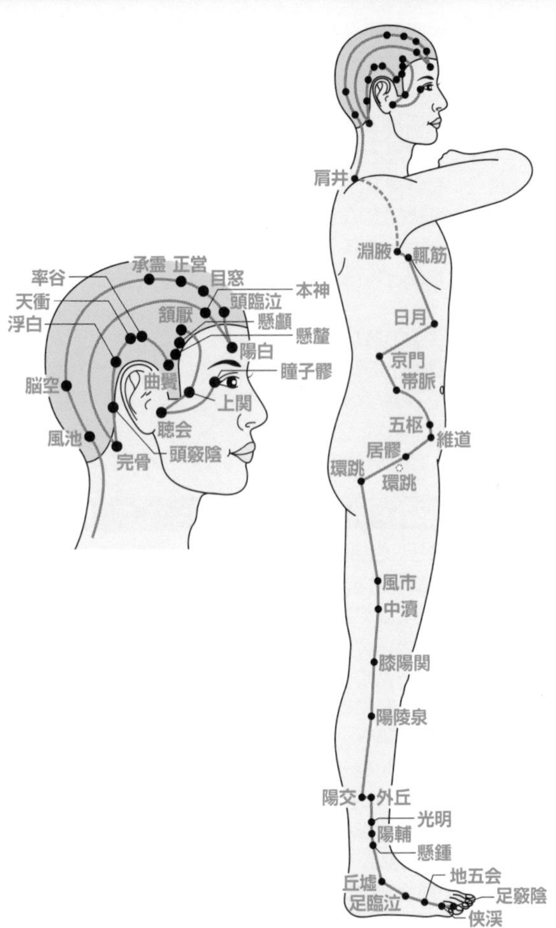
率谷
承霊
正営
目窓
本神
頭臨泣
天衝
浮白
頷厭
懸顱
懸釐
陽白
曲鬢
瞳子髎
脳空
上関
聴会
風池
頭竅陰
完骨
肩井
淵腋
輒筋
日月
京門
帯脈
五枢
維道
居髎
環跳
環跳
風市
中瀆
膝陽関
陽陵泉
陽交
外丘
光明
陽輔
懸鍾
地五会
丘墟
足竅陰
足臨泣
侠渓

図 16　足の少陽胆経

□GB-6　懸釐：頭維と曲鬢を結ぶ（側頭の髪際に沿った）曲線上，頭維から 3/4.

□GB-7　曲鬢：もみあげ後縁の垂線と耳尖の水平線の交点.

□GB-8　率谷：耳尖の直上，髪際の上方 1 寸 5 分.

□GB-9　天衝：耳介の付け根の後縁の直上，髪際の上方 2 寸.

□GB-10　浮白：乳様突起の後上方，天衝と完骨を結ぶ（耳の輪郭に沿った）曲線上，天衝から 1/3.

□GB-11　頭竅陰：乳様突起の後上方，天衝と完骨を結ぶ（耳の輪郭に沿った）曲線上，天衝から 2/3.

□GB-12　完骨：乳様突起の後下方，陥凹部.

□GB-13　本神：前髪際の後方 5 分，前正中線の外方 3 寸.

□GB-14　陽白：眉の上方 1 寸，瞳孔線上.

□GB-15　頭臨泣：前髪際から入ること 5 分，瞳孔線上.

□GB-16　目窓：前髪際から入ること 1 寸 5 分，瞳孔線上.

□GB-17　正営：前髪際から入ること 2 寸 5 分，瞳孔線上.

□GB-18　承霊：前髪際から入ること 4 寸，瞳孔線上.

□GB-19　脳空：外後頭隆起上縁と同じ高さ，風池の直上.

□GB-20　風池：後頭骨の下方，胸鎖乳突筋と僧帽筋の起始部の間，陥凹部．なお，深部に椎骨動脈が通る.

□GB-21　肩井：第 7 頸椎棘突起と肩峰外縁を結ぶ線上の中点.

□GB-22　淵腋：第 4 肋間，中腋窩線上.

□GB-23　輒筋：第 4 肋間，中腋窩線の前方 1 寸.

□GB-24　日月（胆の募穴）：第 7 肋間，前正中線の外方 4 寸.

□GB-25　京門（腎の募穴）：第 12 肋骨端下縁.

□GB-26　帯脈：第 11 肋骨端下方，臍中央と同じ高さ.

□GB-27　五枢：臍中央の下方 3 寸，上前腸骨棘の内方.

□GB-28　維道：上前腸骨棘の内下方 5 分.

□GB-29　居髎：上前腸骨棘と大転子頂点の中点.

□GB-30　環跳：大転子頂点と仙骨裂孔を結ぶ線上，大転子頂点から 1/3.

□GB-31　風市：直立して腕を下垂し，手掌を大腿部に付けた時，中指の先端があたる腸脛靱帯の後方陥凹部.

□GB-32　中瀆：腸脛靱帯の後方で，膝窩横紋の上方 7 寸.

□GB-33　膝陽関：大腿二頭筋腱と腸脛靭帯の間の陥凹部，大腿骨外側上顆の後上縁．
□GB-34　陽陵泉（胆経の合土穴，八会穴の筋会，胆の下合穴）：腓骨頭前下方の陥凹部．
□GB-35　陽交（陽維脈の郄穴）：腓骨の後方，外果尖の上方 7 寸．
□GB-36　外丘（胆経の郄穴）：腓骨の前方，外果尖の上方 7 寸．
□GB-37　光明（胆経の絡穴）：腓骨の前方，外果尖の上方 5 寸．
□GB-38　陽輔（胆経の経火穴）：腓骨の前方，外果尖の上方 4 寸．
□GB-39　懸鍾（八会穴の髄会）：腓骨の前方，外果尖の上方 3 寸．
□GB-40　丘墟（胆の原穴）：長指伸筋腱外側の陥凹部，外果尖の前下方．
□GB-41　足臨泣（胆経の兪木穴，八脈交会穴）：足背，第 4・5 中足骨底接合部の遠位，第 5 指の長指伸筋腱外側の陥凹部．
□GB-42　地五会：足背，第 4・5 中足骨間，第 4 中足指節関節近位の陥凹部．
□GB-43　侠渓（胆経の滎水穴）：足背，第 4・5 指間，みずかきの近位，赤白肉際．
□GB-44　足竅陰（胆経の井金穴）：足の第 4 指，末節骨外側，爪甲角の近位外方 1 分（指寸）．

12. 足の厥陰肝経（14 穴）

□足の厥陰肝経（LR：Liver Meridian）は，足の少陽胆経の脈気を受けて足の第 1 指外側端に起こり→足背→内果の前→下腿前内側→脾経と交わり→膝窩内側→大腿内側→陰毛の中→生殖器→下腹→側腹部→胃を挟んで肝に属し，胆を絡う（図 17）．さらに，横隔膜→季肋→食道・気管→喉頭→目系（眼球，視神経）→額→頭頂部（百会）で督脈と交わる．目系から分かれた支脈→頬の裏→唇の内側をめぐる．肝から分かれた支脈→横隔膜→肺→中焦→手の太陰肺経につながる．
□LR-1　大敦（肝経の井木穴）：足の第 1 指，末節骨外側，爪甲角の近位外方 1 分（指寸）．
□LR-2　行間（肝経の滎火穴）：足背，第 1・2 指間，みずかきの近位，赤白肉際．

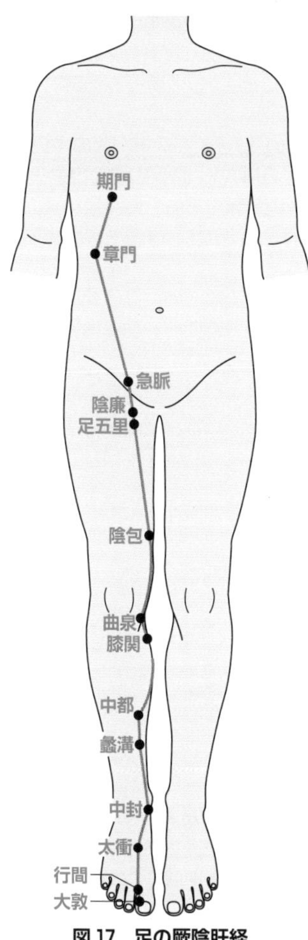

図 17　足の厥陰肝経

□LR-3　太衝（肝の原穴，肝経の兪土穴）：足背，第1・2中足骨間，中足骨底接合部遠位の陥凹部，足背動脈拍動部．

□LR-4　中封（肝経の経金穴）：前脛骨筋腱内側の陥凹部，内果尖の前方．

□LR-5　蠡溝（肝経の絡穴）：脛骨内側面の中央，内果尖の上方5寸．

□LR-6　中都（肝経の郄穴）：脛骨内側面の中央，内果尖の上方7寸．

□LR-7　膝関：脛骨内側顆の下方，陰陵泉の後方1寸．

□LR-8　曲泉（肝経の合水穴）：半腱・半膜様筋腱の内側の陥凹部，膝窩横紋の内側端．

□LR-9　陰包：薄筋と縫工筋の間，膝蓋骨底の上方4寸．

□LR-10　足五里：気衝の下方3寸，動脈拍動部．

□LR-11　陰廉：気衝の下方2寸．

□LR-12　急脈：恥骨結合上縁と同じ高さ，前正中線の外方2寸5分．

□LR-13　章門（脾の募穴，八会穴の臓会）：第11肋骨端下縁．

□LR-14　期門（肝の募穴）：第6肋間，前正中線の外方4寸．

F．経穴の応用 □□□□□

□経穴の中でも特別な機能をもち，臨床上重要な作用をもつ経穴を要穴と呼ぶ．

□要穴には，五要穴，五兪穴（五行穴），四総穴，八会穴，八脈交会穴（八総穴），下合穴などがある．

□五要穴には，診断や治療に使用する頻度が高く，四肢に原穴，郄穴，絡穴，胸腹部に募穴，背腰部に兪穴（背部兪穴）がある（**表3**）．

□原穴は，手・足関節にある．原気（元気）が多く集まり，原気の状態が現れるところで，臓腑の疾病の診断・治療に用いられる．陰経の原穴は，五兪穴の兪土穴を兼ねる．

□郄穴は，肘・膝関節から末梢にある．急性疾患の反応がよく現れ，診断・治療に用いる．郄穴は正経十二経脈のほか，奇経八脈の陰蹻脈・陽蹻脈・陰維脈・陽維脈にもあり，十六郄穴と呼ばれる．

□絡穴は，手・足関節付近にある．本経脈が表裏する経脈と連絡するために分かれるところであり，経脈の虚実が現れやすい．また，表裏する経脈を同時に治療する作用がある．さらに，慢性症状の反応が

表3　五要穴

			五要穴				
			原　穴	郄　穴	絡　穴	募　穴	兪　穴
陰経	木	肝	太衝	中都	蠡溝	期門(自)	肝兪
	火	心	神門	陰郄	通里	巨闕(任)	心兪
	土	脾	太白	地機	公孫	章門(肝)	脾兪
	金	肺	太淵	孔最	列欠	中府(自)	肺兪
	水	腎	太渓	水泉	大鍾	膻中(任)	腎兪
	火	心包	太陵	郄門	内関	日月(自)	厥陰兪
陽経	木	胆	丘墟	外丘	光明	関元(任)	胆兪
	火	小腸	腕骨	養老	支正	中脘(任)	小腸兪
	土	胃	衝陽	梁丘	豊隆	天枢(胃)	胃兪
	金	大腸	合谷	温溜	遍歴	中極(任)	大腸兪
	水	膀胱	京骨	金門	飛揚	石門(任)	膀胱兪
	火	三焦	陽池	会宗	外関	石門(任)	三焦兪
奇経	督脈		→	→	長強	自経上3	
	任脈		→	→	鳩尾	他経上3	
脾の大路			→	→	大包	任脈上6	
奇経	陰蹻脈		→	交信			
	陽蹻脈		→	跗陽			
	陰維脈		→	築賓			
	陽維脈		→	陽交			

よく現れ，診断・治療に用いる．絡穴が十四経脈のほか，脾の大絡にあり，十五絡穴と呼ばれる．

□募穴の大部分は，胸腹部（陰の部）の関係する臓腑の近くにあり，臓腑の経気が多く集まる．臓腑・経絡の疾病の診断・治療，特に陽病（六腑の病）に用いる．

□兪穴（背部兪穴）は，すべて腰背部（陽の部）の足の太陽膀胱経上にあり，関係する臓腑の気が腰背部に注ぐところで，臓腑・経絡の疾病の診断・治療，特に陰病（五臓の病）や五臓と関係する器官・組織の疾病に用いる．

□五兪穴は，経脈の経気が出入りするところで，肘・膝関節から末梢にある経穴のうち五行的性質を考え，五行説に従って用いる経穴である（**表 4**）．

□経脈ごとに井穴，滎穴，兪穴，経穴，合穴があり，それぞれ五行の性質（木・火・土・金・水）が付され，陰経では井木穴，滎火穴，兪土穴，経金穴，合水穴，陽経では井金穴，滎水穴，兪木穴，経火穴，合土穴となる．

□井穴は，経気が出るところで，手足の末端穴にあたり，主治は心下満である．

□滎穴は，経気がたまるところで手足の末端穴から 2 番目の経穴にあたり，主治は身熱である．

□兪穴は，経気が注ぐところで手足の末端穴から 3 番目，胆経では 4 番目の経穴にあたり，主治は体重節痛である．陰経の兪土穴は五要穴の原穴を兼ねる．

□経穴は，経気が行くところで，上肢では手関節付近あるいは前腕下部に，下肢では足関節付近あるいは下腿下部の経穴にあたり，主治は喘咳寒熱である．

□合穴は，経気が入るところで，上肢では肘関節付近に，下肢では膝関節付近の経穴にあたり，主治は逆気而泄（ぎゃっきじせつ）である．

□四総穴は，身体を 4 部位，「腹部（肚腹の病）」「腰部と背部（腰背の病）」「頭部と後頸部（頭項の病）」「顔面部（面口・面目の病）」に分け，それぞれを主治する治療穴である（**表 5**）．

□八会穴は，それぞれの気（腑・臓・筋・髄・血・骨・脈・気）が集まるところで，それぞれの診断・治療に用いる（**表 6**）．

□八脈交会穴〔八総（宗）穴〕は，奇経八脈の脈気と通じる主治穴であり，正経十二経脈と奇経八脈が密接に関係し交わるところである（**表 7**）．

□交会穴は，複数の経脈が交わるところで，局所の病証だけでなく，交わる経脈の症状や病証を同時に治療することができる．

表4　五兪穴・五行穴

	穴名（陰）（陽）	意　味	主　治
五兪穴（五行穴）	井穴（木）（金）	出	心下満（肝経）
	滎穴（火）（水）	溜	身熱（心経）
	兪穴（土）（木）	注	体重節痛（脾経）
	経穴（金）（火）	行	喘咳寒熱（肺経）
	合穴（水）（土）	入	逆気而剃泄（腎経）

			五兪穴・五行穴				
五兪穴			井	滎	兪	経	合
五行穴			木	火	土	金	水
陰経	木	肝	大敦	行間	太衝	中封	曲泉
	火	心	少衝	少府	神門	霊道	少海
	土	脾	隠白	大都	太白	商丘	陰陵泉
	金	肺	少商	魚際	太淵	経渠	尺沢
	水	腎	湧泉	然谷	太渓	復溜	陰谷
	火	心包	中衝	労宮	大陵	間使	曲沢
五行穴			木	火	土	金	水
陽経	木	胆	足竅	侠渓	足臨泣	陽輔	陽陵泉
	火	小腸	少沢	前谷	後渓	陽谷	小海
	土	胃	厲兌	内庭	陥谷	解渓	足三里
	金	大腸	商陽	二間	三間	陽渓	曲池
	水	膀胱	至陰	足通谷	束骨	崑崙	委中
	火	三焦	関衝	液門	中渚	支溝	天井

表5　四総穴

種　類	説　明
足三里（胃経）	肚腹は三里に止め
委中（膀胱経）	腰背は委中に求む
列欠（肺経）	頭項は列欠に尋ね
合谷（大腸経）	面口（目）は合谷に収む

表6　八会穴

腑会	中脘（任脈）	血会	膈兪（膀胱経）
臓会	章門（肝経）	骨会	大杼（膀胱経）
筋会	陽陵泉（胆経）	脈会	太淵（肺経）
髄会	懸鍾（胆経）	気会	膻中（任脈）

表7　八脈交会穴（八総穴）

（衝脈）公孫	―――	内関（陰維脈）
（帯脈）足臨泣	―――	外関（陽維脈）
（督脈）後渓	―――	申脈（陽蹻脈）
（任脈）列欠	―――	照海（陰蹻脈）

□下合穴は，すべて下肢にある（**表8**）．六腑の気が出入りするところで六腑の疾患の反応が現れやすいため治療に用いられる．

表8　下合穴

胆	陽陵泉（胆経）	大腸	上巨虚（胃経）
小腸	下巨虚（胃経）	膀胱	委中（膀胱経）
胃	足三里（胃経）	三焦	委陽（膀胱経）

G．経絡・経穴の現代的研究 ――――― □□□□□

□経穴に刺鍼し，刺激した際に生じる鍼響（しんきょう）が神経や脈管の走行とは異なり，経絡・経穴図に示されるような走行・部位に出現する帯状の現象を経絡現象（循経感伝現象）と呼ぶ．現象は，鍼響に加え，発赤，丘疹（きゅうしん），痣，色素沈着など，さまざまな反応が出現することがある．

□経絡現象は，長濱善夫と丸山昌朗により確認・報告された．

□ある特定の疾患に際し，皮膚上の一定部位に電気抵抗が低く，電気がよく流れる点が出現する．これを良導点という．

□良導点は，経絡に似たパターンを示すことから**良導絡**と名づけられた．疾患に際し，**交感神経**の興奮性が高まり現れるものとされている．
□良導点と良導絡は，**中谷義雄**により提唱された．
□内臓疾患がある時，内臓皮膚反射を介し，これに対応する皮膚分節の皮下に直径 0.5 mm 程度の電気抵抗の低い点が現れる．これを**皮電点**と呼ぶ．
□皮電点は，**石川太刀雄**により提唱された．
□消化器疾患などで脊柱棘突起外側の圧痛と並行して現れる皮膚温低下現象を**エアポケット現象**と呼ぶ．
□エアポケット現象は，**松永藤雄**により報告された．
□内臓疾患の際，内臓体壁反射の皮膚における好発部位である反応点を**丘診点**と名づけた．圧痛に引き続き，**丘疹**や**色素異常**，**知覚過敏**などが体表面に現れる．
□丘疹点は，**藤田六郎**により発見・報告された．
□指頭を皮膚面に密着させて適度の圧を加えた時，ある病的状態により体表面に現れる強く痛みが出る点を**圧診点**と呼ぶ．内臓体壁反射により現れるもので，ある疾患に際してほぼ**一定の部位**に現れることが多い．
□圧診点は，**小野寺直助**により発表された．
□皮下組織を母指と示指でつまみ，軽く圧迫を加えて，異常な知覚が現れる点を**撮診点**と呼ぶ．内臓体壁反射の反応の１つとして現れるもので，異常があると他の部位と違ったピリピリするような感覚（知覚過敏）が，主に疾病のある臓器付近の**表層の皮下組織**に現れる．
□撮診点は，**成田夬助**により発見された．
□索状硬結上にある圧痛閾値が，特に低下した過敏点を**トリガーポイント**と呼ぶ．**トリガーポイント**は，索状硬結や圧痛点をはじめとする特定の限局した部位であり，圧迫すると症状が再現し，強く圧迫すると特徴的な関連痛パターンがみられる．また，**局所単収縮反応**や**自律神経症状**（立毛・発汗）の誘発などの特徴的な徴候が現れる．
□内臓に疾患がある時，特定の皮膚領域に起こる知覚過敏帯を**ヘッド帯**と呼ぶ．病変臓器からの感覚情報と皮膚からの感覚情報が**交感神経交通枝**を通り，同じ脊髄分節に伝えられ，その支配領域の皮膚の**知覚過敏帯**として現れることがある．

□顔面，頭部，頸部，体幹，手，足を 12 分節に分け，それぞれの分節に内臓の異常が反応として現れるという考えで，関連した各反応帯に知覚過敏などの反応が現れる．この反応帯を**平田十二反応帯**と呼ぶ．

□平田十二反応帯は，**平田内蔵吉**により提唱された．

第12章 東洋医学臨床論

A. 治療総論（治療の原則）

1. 西洋医学的な選穴の原則

□障害の部位またはその近くに選穴し，経穴，圧痛，硬結を参考にする.
□障害と関連する神経や血管などを目標に選穴する.
□体表の障害部位に関連する反応を参考に選穴する.
□経験的知識に基づいて選穴する.

2. 東洋医学的な選穴の原則

□失調している経絡の経穴を選穴する.

【「難経」六十九難による選穴】

□「難経」六十九難は「虚すればその母を補い，実すれば其の子を瀉す」，つまり五行学説の相生関係に従って，選択すべき経絡・経穴を決定しようとするものである.（例：腎（水）が虚している時は，その母である肺（金）経と自経の金穴を使う）.
□「難経」六十九難による取穴は，**表1**のように決定される.

【特定穴の応用の例】

□兪原配穴とは，五臓の病証にその臓の背部兪穴と原穴を組み合わせることをいう（例：肝の病証は肝兪，太衝である）.
□募合配穴とは，六腑の病証にその腑の募穴と下合穴を組み合わせることをいう（例：大腸の病証は天枢，上巨虚里である）.
□原絡配穴は，主客配穴ともいい，病症が表裏に及んだ時に用いる.
□表裏をなす経絡を先病と後病に分け，先病の経脈を「主」として原穴を選び，後病の経脈を「客」として絡穴を選ぶ（例：胃の病証が表裏関係の脾にも及んだ場合に，原穴に衝陽，絡穴に公孫を選ぶ）.
□その他，特定の病態や症状に対する効能をもった常用穴がある（例：去痰の要穴は豊隆，陰部の止痒は蠡溝などがある）.

表1　難経六十九難による選穴

	補法		瀉法	
	虚証	選穴	実証	選穴
木	肝虚	曲泉（肝経の合水穴） 陰谷（いんこく）（腎経の合水穴）	肝実	行間（こうかん）（肝経の滎火穴） 少府（心経の滎火穴）
火	心虚	少衝（心経の井木穴） 大敦（だいとん）（肝経の井木穴）	心実	神門（心経の兪土穴） 太白（脾経の兪土穴）
	心包虚	中衝（心包経の井木穴） 大敦（肝経の井木穴）	心包実	大陵（心包経の兪土穴） 太白（脾経の兪土穴）
土	脾虚	大都（脾経の滎火穴） 少府（心経の滎火穴）	脾実	商丘（脾経の経金穴） 経渠（肺経の経金穴）
金	肺虚	太淵（たいえん）（肺経の兪土穴） 太白（脾経の兪土穴）	肺実	尺沢（しゃくたく）（肺経の合水穴） 陰谷（腎経の合水穴）
水	腎虚	復溜（ふくりゅう）（腎経の経金穴） 経渠（けいきょ）（肺経の経金穴）	腎実	湧泉（腎経の井木穴） 大敦（肝経の井木穴）

B．治療各論

1．歯痛 ■■■■■

□歯痛とは，歯牙や歯周組織より生じる三叉神経領域の疼痛を指す．

□上顎の歯痛は，三叉神経第2枝（上顎神経）の枝である上歯槽神経の支配領域の痛みで生じる．

□下顎の歯痛は，三叉神経第3枝（下顎神経）の枝である下歯槽神経の支配領域の痛みで生じる．

□東洋医学的な考え方では，歯痛を虚実に分けて捉える．

□実証の痛みは，口臭や口渇を伴い，激しく痛む．

□虚症の痛みは，歯が浮いた感覚を伴う，鈍痛を生じる．

□関係する経絡の流注（るちゅう）は，上歯は足陽明胃経，下歯は手陽明大腸経である．

□五臓の中で骨を主るのは腎であり，また歯は骨余といわれ，歯と腎は関わりが深い．

□治療方針として，疼痛緩和や循環改善を目的に，顔面の反応点に施術する．

□主に使用される経穴は，大迎，下関，オトガイ孔などがあげられる．

2．眼精疲労

- □眼精疲労とは，眼球の脹痛，視力低下，めまい，頭痛，羞明(しゅうめい)，目を閉じて痛いなどの症状が現れる．
- □通常は，十分に休息をとれば回復する．
- □肝は，目に開竅(かいきょう)する．肝血は目を滋養し，肝の五液である涙は目を潤している．そのため，肝の失調は眼精疲労を生じやすく，逆に目を使いすぎると目を滋養する血および血を化生する精の供給が間に合わなくなることで，肝血虚や精血不足を招く．
- □眼精疲労の病証分類には，**表2**の2つがある．

表2　眼精疲労の病証分類

肝血虚	肝血虚になると，目を十分に栄養できず，眼精疲労が起こる
肝腎陰虚	遠視，近視，老視および平素から身体が弱い者が，目を使いすぎて気血を消耗すると眼精疲労が起こる．肝腎の精血不足がベースにあり，滋潤する力が弱まり陰虚となると，目の乾燥や滋養不足により眼精疲労が起こりやすい

3．鼻閉・鼻汁

- □鼻閉・鼻汁は，感冒や急慢性の鼻炎，副鼻腔炎などにみられる．
- □東洋医学では，鼻閉，生臭い鼻汁，嗅覚減退を主証とする病証を「鼻淵(びえん)」という．
- □肺は鼻に開竅し，肺の五液である涕(てい)は鼻腔を潤している．そのため，肺の失調は鼻閉・鼻汁を生じやすい．
- □軽揚性(けいようせい)の特徴をもつ風邪，上昇する特徴をもつ熱邪による頭部への影響のほか，肺は貯痰の器であるため，痰湿の影響により鼻閉・鼻汁は生じやすい．
- □鼻汁が黄色で粘稠度が高い場合は熱証を，鼻汁の量が多めでやや粘っこい場合は痰湿の影響を考える．
- □鼻閉・鼻汁の病証分類には，**表3**の3つがある．

4．脱毛症

- □東洋医学では，頭髪の脱毛を「髪堕(はつだ)」という．

表 3　鼻閉・鼻汁の病証分類

脾胃湿熱	脾胃に湿熱が生じ，中焦の気機（脾の昇清，胃の降濁）が失調すると，湿熱が陽明経に沿って鼻に影響し鼻閉・鼻汁が生じる
肺気虚	肺気虚により衛外機能が低下すると，風熱などの外邪を受けやすくなる．また，宣発・粛降が失調すると痰湿などの病理産物が停滞する．それらが鼻に影響すると，鼻閉・鼻汁が生じる
脾気虚	脾の失調により気血の生成が不足し，脾不昇清により鼻が栄養を十分に受けられないと病理産物が停滞し，鼻閉・鼻汁が生じる

□髪は蔵精の機能をもつ腎の五華であり，髪は血余である．そのため，精血による滋養が髪にとって重要となる．

□脱毛の原因となる精血不足は，熱邪による精血の焼灼，血瘀による頭部での血行不良，脾虚による精血の生成不足や精血不足から進行した陰虚などによるものがある．

□脱毛症の病証分類には，**表 4** の 4 つがある．

表 4　脱毛症の病証分類

血　熱	血が熱の影響を受け，その熱が精血を焼灼し，毛髪・頭皮が栄養・滋潤不足となると脱毛が起こる
瘀（お）　血（けつ）	気滞などにより血行が悪くなり，毛髪がうまく栄養されないと脱毛が起こる
気血両虚	脾虚などにより気血が生成できず，毛髪が栄養できないと脱毛が起こる
肝腎陰虚	陰液（精血）の不足により毛髪が滋養できないと，脱毛が起こる

5. めまい

□目が霞んで目の前が暗くなるのを「眩（げん）」，ぐるぐる物が回ってみえ，揺れ動いてみえるものを「暈（うん）」といい，この 2 つは同時に起こることが多いため，めまいのことを「眩暈」と総称する．

□めまいの原因として，軽揚性の特徴をもつ風邪や，上昇する特徴をもつ熱邪による頭部への侵襲のほか，頭部での痰湿の貯留など病理産物の影響によるものに加え，血や精の不足，脾の昇清の失調によって生理物質が頭部に昇らず髄海不足となるケースなどがある．

□めまいの病証分類には，**表5**の4つがある．

表5　めまいの病証分類

肝陽上亢（かんようじょうこう）	肝陰の損傷により肝陽が上亢し，頭・目に影響すると，めまいが起こる
痰　湿	脾の運化失調により生じた痰湿が頭部を覆い，停滞するとめまいが起こる
気血両虚	気血の不足により脳（髄海）を栄養できないと，めまいが起こる
腎精不足	精の不足により脳（髄海）を滋養できないと，めまいが起こる

6．耳鳴りと難聴

□東洋医学では，耳外で音がしていないにもかかわらず，音を耳内で自覚するものを耳鳴（じめい）といい，聴力の減退あるいは喪失を耳聾（じろう）という．

□耳鳴は，耳聾の前兆として起こることが多く，両者の病因は同一であることが多い．

□腎は耳に開竅し，耳は腎精による滋養を受けることで正常な機能を発揮するため，腎の失調は耳鳴りや難聴を起こしやすい．

□耳を含む五官は，脳（髄海）が滋養されることにより正常な機能を発揮するため，精虚により髄海不足となると耳鳴り，難聴などの感覚器官の失調が起こる．

□ほかにも耳鳴り，難聴の原因としては，上昇する特徴をもつ熱邪が耳へ侵襲する，痰湿が耳竅（じきょう）を塞ぐなどの実証のほか，脾胃の失調による生理物質の化生不足や，生理物質が頭部に昇らず耳が栄養されないなどの虚証によるケースがある．

□耳鳴りと難聴の病証分類には，**表6**の4つがある．

7．咳　嗽

□咳嗽の「咳」は肺気上逆による音を指し，「嗽」は痰を喀出することを指す．

□咳は，肺の宣発・粛降の失調により起こる．肺は，貯痰の器であるため，痰を喀出するための嗽も同じく肺の失調により起こりやすい．

□喀出した痰が白色や水様であれば寒証を，黄色や粘性であれば熱証と捉える．

表 6　耳鳴りと難聴の病証分類

肝火・気逆	肝鬱化火により生じた火が，耳に影響すると耳鳴り，難聴が起こる．また，上逆した肝気が耳に影響しても耳鳴り，難聴が起こる
痰　火	痰湿が邪鬱化火により痰火となって耳を閉塞すると，耳鳴り，難聴が起こる
脾胃虚弱	脾胃虚弱のため気血の生成が悪くなると，耳がうまく栄養されず，耳鳴り，難聴が起こる．また，脾気虚により清陽が頭部に到達できないと耳鳴り，難聴が起こる
腎精不足	腎精による髄海の滋養が不十分となり，耳鳴り，難聴が起こる

□急性の咳嗽は，外感病で起こりやすく，慢性の咳嗽は内傷病で起こりやすい．

□咳嗽の病証分類には，**表 7** の 4 つがある．

表 7　咳嗽の病証分類

外　感	風寒犯肺	風寒が肺を犯し，宣発・粛降が失調することで咳嗽が起こる
	風熱犯肺	風熱が肺を犯し，宣発・粛降が失調することで咳嗽が起こる
内　傷	痰湿阻肺	運化失調により生じた痰湿が肺に影響し，宣発・粛降が失調すると咳嗽が起こる
	肝火上炎	肝鬱化火により生じた内火が肺に影響し，宣発・粛降が失調すると咳嗽が起こる
	肺腎陰虚	肺陰虚のために内燥が生じ，肺が潤いを失って宣発・粛降が失調すると咳嗽が起こる．慢性化すると腎陰虚を併発し，肺腎陰虚となる

8. 喘　息　□□□□□

□喘息は，東洋医学では「哮喘」と呼ばれる．「哮」とは，発作性で呼吸が慌ただしく，喘鳴を伴う呼吸困難を指す．「喘」とは，呼吸が促迫するが喘鳴を伴わない呼吸困難を指す．

□喘息は，呼気と吸気に関わる宣発・粛降の作用をもつ肺と，吸気に関わる納気作用をもつ腎の失調により起こる．

□喘息の病証分類には，**表 8** の 5 つがある．

表8　喘息の病証分類

風　寒	風寒の外邪を受け，宣発・粛降が失調し，気道の通りが悪くなると喘息が起こる
痰　熱	風熱の外邪や内熱と痰湿が結びつき，それが肺に影響して宣発・粛降が失調すると喘息が起こる
肺気虚	肺気虚により宣発・粛降が失調することで喘息が起こる
脾気虚	脾気虚により運化作用が低下すると痰湿が生じ，それが肺に影響して宣発・粛降が失調すると喘息が起こる
腎不納気	腎気虚により納気が失調すると喘息が起こる

9. 胸　痛

□胸痛の原因疾患として，狭心症，心筋梗塞，気胸，解離性動脈瘤，肋間神経痛，肋骨骨折，帯状疱疹などがあげられる.

□心筋梗塞や狭心症の胸痛は，胸骨裏面の絞扼感や左胸から上肢にかけての痛みが生じる.

□胸痛に加えて，鎖骨上窩リンパ節の腫脹や咳や痰などを伴う場合は，悪性腫瘍の可能性を考える.

□特発性肋間神経痛は，鍼灸の適応となり，左側の第5～9肋間に好発する.

□特発性肋間神経痛は，肋間神経の経路に沿って痛み，深呼吸や咳といった胸郭運動によって痛みが増悪する.

□特発性肋間神経痛の特有の圧痛点として，胸骨点，腋窩点，脊柱点があげられる.

□痰濁による胸痛は，脾胃を損傷することにより起こり，滑脈を呈することが多い.

□瘀血による胸痛は，気滞から生じ，痛みは固定性であり，刺痛である.

□瘀血による痛みは，夜に増悪する.

□陽虚による胸痛は，寒冷刺激によって増悪し，気虚の症状も呈する.

10. 腹　痛

□筋性防御や反動痛など腹膜炎の症状がある場合，鍼灸治療は適さない.

□消化器系の症状では，膈兪（かくゆ），肝兪，脾兪が胃の六つ灸として使われる.

第12章　東洋医学臨床論

□冷えによる腹痛は，寒邪の侵入や生ものや冷たいものの過食が原因となり，舌苔(ぜったい)は白，温かいものを好む．

□寒邪および虚寒または陽虚による腹痛は，冷やすと増悪し，温めると軽減する．

□肝鬱による腹痛は，気滞による腹痛が多く，脈は弦脈を呈し，疼痛部位は少腹である．

□虚証の腹痛は，空腹になると症状が増悪し，痛いところに手をあてると楽になり（喜按），実証の腹痛と比較し痛みは激しくなく，疲労時に起こりやすい．

□実証による腹痛のうち，特に気滞によるものは，放屁やゲップをすると症状が軽減する．

□実証による腹痛は，按じると症状が増悪（拒按）する．

□実証の腹痛症状は，激しく急である．

□血瘀による腹痛は，痛みが固定性で，刺痛であり，舌下静脈の怒張を伴う．

□上腹部痛は，胃と心が関係し，胸悶(きょうもん)や心悸(しんき)などがある場合は心痛であり，消化器症状などがある場合は胃痛である．

□木剋土(もっこくど)によって起こる腹痛は，肝の実証によって生じる．

□食滞による腹痛は，暴飲暴食によって起こる．

11．悪心と嘔吐 □□□□□

□吐き気を催すことを悪心という．また，有声無物（声だけが出て物を吐き出さない）を嘔，有物無声（物を吐き出すが声は出ない）を吐といい，併せて嘔吐と総称する．

□嘔吐は，気機（昇降出入の気の運動）の上逆によって起こる．気機に関わる臓腑の機能のうち，肝の疏泄(そせつ)が失調するなどして，胃の降濁が正常に行われないと悪心と嘔吐が起こる．

□悪心と嘔吐の病証分類には，**表9**の6つがある．

12．便秘と下痢 □□□□□

□便秘とは大便秘結ともいい，排便間隔の延長，便意はあるが排便困難，排便時間の延長などの状態を指す．

表 9　悪心と嘔吐の病証分類

外　邪	外邪を受け，それが表から直接胃を犯し（直中），胃の降濁が失調すると胃気上逆し，悪心・嘔吐が起こる
食　滞	飲食過多や生もの，冷たいもの，油っこいものの偏食が原因で食滞胃脘となり，胃の降濁が失調すると胃気上逆し，悪心・嘔吐が起こる
肝気犯胃	情志失調により肝の疏泄が乱れ，胃の降濁が失調すると胃気上逆し，悪心・嘔吐が起こる
痰　湿	飲食不節などにより脾胃を損傷し，そのために痰湿が産生され，その痰湿が中焦に停滞して上逆すると悪心・嘔吐が起こる
脾胃虚弱	平素から脾胃虚弱であり，労倦などにより脾を損傷すると運化作用が低下する．そのために水穀が中焦に停滞し上逆すると悪心・嘔吐が起こる
胃陰虚	熱により胃陰を損傷すると，胃の潤いや栄養が悪くなる．そのために胃の降濁が失調すると胃気上逆し，悪心・嘔吐が起こる

□便秘の病証分類には，**表 10** の 4 つがある．

表 10　便秘の病証分類

熱　秘	・実熱による便秘 ・熱で津液が損傷され，便や腸管の湿潤性が失われる ・硬い乾燥便となり，顔面紅潮や口渇，口臭などを伴う
気　秘	・気滞による便秘 ・疏泄が失調し気機が失調する ・大便の形状が一定せず，噯気が頻繁に起こる
虚　秘	・気虚・血虚・陰虚による便秘 ・気虚の場合は，推動無力により便を押し動かせないことで便秘になり，いきんでもなかなか排便されず疲れる ・血虚や陰虚の場合は，便・腸管の湿潤性が低下することで便秘になり，兎糞便，顔色に艶がない，めまいなどの症状を伴う
冷　秘	・陽虚による便秘 ・寒邪の凝滞性と気虚による推動無力が影響して便秘となる ・大便はゆるく，腹部や四肢の冷えを伴う

□東洋医学では，下痢のことを「泄瀉」という．排便間隔が短く 1 日に複数回の排便があり，大便はゆるく，ひどいものでは水様便となる．

□「泄」は大便が希薄で出たり止まったりするものを指し，「瀉」は泄よりもさらに希薄な水様便を指す．

□下痢は，主に脾の運化作用が失調し，飲食物を水穀の精微としてうまく取り込めなくなり，便に過剰な水分や未消化物が混ざることで起きる．

□脾は，喜燥悪湿（きそうおしつ）の特性があり，陽気や乾燥した状態を好み，湿邪を嫌う．このため，寒邪や湿邪の影響によって下痢が起こりやすい．また，脾は生痰の源であるため，運化失調が痰湿を生じさせ，その痰湿が脾のさらなる失調を招くという悪循環に陥りやすい．

□下痢の病証分類には，**表11**の5つがある．

表11　下痢の病証分類

外　邪	主に湿邪が関連，湿邪単独，寒湿，湿熱などが脾を犯し，下痢が起こる
偏　食	油もの，生もの，冷たいものの過食で脾胃が損傷され，下痢が起こる
肝鬱気滞	肝鬱気滞による疏泄失調が脾胃の気機失調を招き，下痢が起こる
脾胃虚弱	食べ過ぎ，労倦，久病により脾胃機能が失調し，下痢が起こる
脾腎陽虚	久病や老化で腎気・腎陽が虚し，脾陽を補助できずに脾陽虚となり，下痢が起こる

13. 月経異常　■■■■■

□東洋医学では，特に月経周期の異常を主にしながら，経血の色や質（性状）の変化，随伴症状にも注意を払い，これら全体の症状・所見を総合分析することにより病態を明確にする．

□月経周期異常は，過去2回以上の月経周期が，7日以上早まる経早（月経先期，頻発月経），7日以上遅れる経遅（月経後期，稀発月経），月経周期が早まったり遅れたりする経乱（前後不定期），月経時でないのに出血する崩漏（不正性器出血）がある．

□肝の疏泄・蔵血の機能によって，血が衝脈・任脈を通じ，女子胞に送られて月経を迎える．また，腎精が充足することで，生殖機能の成熟を促す天癸（てんき）が産生され，正常な月経を迎える．そのため，肝腎の失調，精血の充足度が月経に影響を及ぼすことが多い．

□経早の病証分類には，**表 12** の 3 つがある．

表 12　経早の病証分類

熱邪・内熱	熱の動血の影響で血の流れが早まり，血がたまる時間が短縮されて経早となる
疏泄の太過	疏泄が亢進し，血の流れが早まり，血がたまる時間が短縮されて経早となる
気　虚	固摂作用の低下により，血を女子胞にためておけず，血がたまりきる前に漏れてしまうことで経早となる

□経遅の病証分類には，**表 13** の 3 つがある．

表 13　経遅の病証分類

寒邪・陽虚	寒邪（内寒＝陽虚）の凝滞性の影響で血の流れが滞り，血がたまる時間が延長されて経遅となる
疏泄の不及	疏泄の不及により気滞となり，血の流れが滞り，血がたまる時間が延長されて経遅となる
血　虚	血の量が少なく，血がたまりきるのに時間がかかり経遅となる

□経乱の病証分類には，**表 14** の 2 つがある．

表 14　経乱の病証分類

疏泄の失調	疏泄が太過と不及の間で揺らぐことで経早と経遅が，ときにより現れ，経乱となる
脾腎両虚	脾気虚・腎気虚による固摂失調は経早を，脾気虚・腎精不足による血の化生不足は経遅を招く．その時に病態がより強いほうの症状が出るため，経乱となる

14. 排尿障害　■■■■■

□膀胱にためられた尿は，腎気の固摂作用によって貯尿され，気化作用・推動作用によって排尿されるため，腎の機能失調は排尿障害の原因となりやすい．

□排尿障害のうち，排尿が過剰になるものとしては，尿意および排尿回数が増加する**小便頻数**（頻尿）や，排尿直後に尿の滴が漏れる**余瀝**（尿漏れ），覚醒時の不随意的な排尿である**失禁**，睡眠時の排尿である**遺尿**などがあり，いずれも**湿熱**や**腎気虚**（**腎気不固**），**腎陽虚**などによるものが多い．
□東洋医学では，尿閉，排尿困難を主症とする病を「**癃閉**」という．
□「**癃**」は小便が出にくく，出ても**点滴**して出る，**緩慢**に発症するという特徴がある．
□「**閉**」は小便が不通となり，小便の**点滴**も出ず，**急**に発症するという特徴がある．
□癃閉の病証分類には，**表 15** の 3 つがある．

表 15　癃閉の病証分類

膀胱湿熱	脾胃の湿熱が**膀胱**に影響すると，熱邪が**津液**を損傷することによる尿量減少と，腎・膀胱の**気化機能**の失調により尿が**化生**されないことで癃閉が起こる
脾気虚	脾胃の**気機昇降**が失調し，清気が昇らず**濁気**が降りなくなり，癃閉が起こる
腎陽虚	腎・膀胱の**気化機能**が失調し，尿が**化生**されず癃閉が起こる

15. 勃起障害（ED）　■■■■■

□東洋医学では，ED を「**陽萎**（**陽事不挙**）」といい，陰茎の勃起不全または勃起が持続しないために性交ができないものをもいい，**遺精**・**早泄**を伴いやすい．
□腎は蔵精の作用をもち，生まれてから腎の生理機能が徐々に盛んになり，**精**が一定程度まで充足すると，生殖機能の成熟を促す物質である**天癸**が産生され，**生殖能力**が備わる．また，精は必要に応じて**気血**に化生し，**前陰**は気血が充足することで正常な機能を果たす．そのため，**腎**の失調，**精**の不足が起こると生殖能力が十分に働かなくなるため，**陽萎**や**性欲減退**など，性機能の**減退**を示す症状が起こる．
□陽萎の病証分類には，**表 16** の 4 つがある．

表 16　陽萎の病証分類

湿　熱	油ものや甘味の偏食，酒の常飲などで湿熱が生じ，それが前陰に下注して宗筋が弛緩すると陽萎が起こる
七情内傷	恐，憂，怒による気機の失調により，気血が前陰に充足しなくなると陽萎が起こる
腎陽虚（命門火衰）	房事過多や少年期の長期にわたる手淫（しゅいん）により精気を損傷し，腎陽虚（命門火衰（めいもんかすい））になると陽萎が起こる
心脾両虚	脾気虚により気血の化生が不十分となり，心血虚を併発すると心脾両虚（気血両虚）となる．これに心の主血作用の失調が加わり，気血が生殖器を十分に栄養できなくなると陽萎が起こる

16. 整形外科疾患

□頸椎症の徒手テスト法として，ジャクソンテストやスパーリングテストなどがあげられる．

□頸椎症の鑑別を**表 17** に示す．

表 17　頸椎症の鑑別

障害されるレベル	減弱する腱反射	感覚障害が生じる部位
C5	上腕二頭筋反射	上腕外側
C6	腕橈骨筋反射	前腕橈側母指
C7	上腕三頭筋反射	示指，中指

□腱板損傷では，ペインフルアークサインやドロップアームテストで陽性となる．

□上腕二頭筋長頭腱炎では，ストレッチテストやヤーガソンテストで陽性となる．

□上腕二頭筋長頭腱炎では，結節間溝部などが施術部位となる．

□肩関節痛では，結帯動作や結髪動作が障害される．

□肩関節痛の急性期では消炎鎮痛，慢性期では筋萎縮防止を目的に，肩髃（けんぐう）・巨骨・肩貞（けんてい）などを選穴する．

□東洋医学的には，肩関節痛は経絡型と経筋型に分けられる．

□肩関節痛経絡型では，肩の内旋と外転の運動制限，強い痛み，夜間痛を訴える．

□肩関節痛経筋型では，運動制限，筋萎縮をみとめる．

□胸郭出口症候群には，斜角筋症候群，過外転症候群，肋鎖症候群などがある．

□斜角筋症候群では，モーリーテスト，アドソンテストで陽性となり，天鼎（てんてい）や欠盆（けつぼん）などを施術する．

□過外転症候群は，小胸筋の緊張によって生じ，ライトテストで陽性となり，雲門（うんもん）などを施術する．

□肋鎖症候群では，エデンテストで陽性となり，気戸（きこ）などを施術する．

□手根管で正中神経が絞扼されると，ファレンテストで陽性となり，大陵などを施術する．

□尺骨神経が障害され生じる肘部管症候群では，フローマン徴候で陽性となり，小海などを施術する．

□橈骨神経の障害では，下垂手となり，消濼などを施術する．

□ドケルバン病では，アイヒホッフテストで陽性となり，陽渓や遍歴などを施術する．

□坐骨神経障害では，SLR やブラガード徴候で陽性となり，L4 神経根障害の際は膝蓋腱反射が減弱し，下腿内側に感覚異常がみられ，L5 神経根の障害では下腿外側から第 1 趾背側にかけての感覚異常がみられ，S1 神経根障害の際はアキレス腱反射が減弱し，第 5 趾背側や足底の感覚異常がみられる．

□梨状筋症候群では，ボンネットテストで陽性となる．

□大腿神経障害では，FNS テストで陽性がみられる．

□腰下肢痛は，東洋医学的には腎虚型が多く慢性症状を呈し，鈍痛・無力感・疲労で増悪を示す。そのほかに，重だるさや寒冷で増悪を示す寒湿型，急性症状がみられ，著明な圧痛点・筋緊張を示す気血阻滞型などがある．

□変形性膝関節症は，内側大腿脛骨関節に好発し，O 脚変形や大腿四頭筋の萎縮がみられ，中年女性に多く，選穴は膝関節周辺の経穴が処方される．

□脛骨神経麻痺では，下腿後面・足底の感覚障害と底屈・内転が障害される外反鉤足がみられ，選穴は承筋・承山などである．

□腓骨神経麻痺では，下腿外側・第 5 趾を除く足背の感覚障害と背屈が障害される尖足（鶏歩）がみられ，選穴は陽陵泉・懸鍾などである．

17. 高血圧

□本態性高血圧には，自覚症状のないものから，肩こりや頭痛，耳鳴り，動悸，息切れ，眩暈などの多様な自覚症状があるものがある.
□東洋医学的な高血圧の病態は，本虚標実（ほんきょひょうじつ）を呈することが多い.
□房事過多や老化などにより腎陰が不足すると，肝陰も不足して肝陽を制御できず，肝陽上亢して高血圧となる.
□長期の精神的緊張などは，肝鬱を呈して化火となり，肝火上炎を引き起こすことで高血圧となる.
□飲食不節などにより痰濁が生じ，それが停滞して化火すると，高血圧の原因となる.

18. 低血圧

□本態性低血圧症にみられる愁訴には，倦怠感や肩凝り，耳鳴り，眩暈，立ちくらみ，食欲不振など多様にみられることがあるが，症状がない場合が多く，治療は愁訴に対して行う.
□低血圧症は，気虚や飲食不節，労倦などとの関連がある.
□低血圧症は，虚証のため，気虚と気陰両虚が考えられる.

19. 食欲不振

□食欲不振は，運化作用によって飲食物を水穀の精微に変化させて吸収する脾と，飲食物の消化を行う胃の病変と関係が密接である．症状が増悪すると食臭を嫌ったり，食物をみると悪心が生じたりするものがあり，これを「厭食（えんしょく）」という.
□脾胃が失調し，食欲不振が起こる原因としては，飲食不節と中焦の気機調節を行う肝の疏泄作用の失調があげられる.
□食欲不振の病証分類には，**表 18** の 5 つがある.

20. 肥　満

□脾の五主である肌肉がゆるんだり，痰湿が肌肉に停滞したりすると肥満体形となる．脾は，生痰の源と呼ばれ，脾の運化作用が失調すると，飲食物中の水液を津液として吸収できず，水液が体内に停滞して痰湿が発生しやすい．そのため肥満は，脾の病証によって起こり

表 18　食欲不振の病証分類

肝胃不和	ストレスや情志の乱れなどが肝の疏泄作用に影響を及ぼし，脾の運化作用や胃の受納作用が失調すると，食欲不振が起こる
食　滞	暴飲暴食や消化に悪いものを食べて食滞が生じると，食欲不振が起こる
脾胃湿熱	飲食不節，脂っこいものや甘味の過食により脾胃を損傷したり湿熱が生じたりすると，運化・受納作用と気機の昇降が失調し，食欲不振が起こる
胃陰虚	熱邪などにより胃陰を損傷すると，受納作用が失調して食欲不振が起こる
脾胃虚弱	飲食不節や労倦などにより，脾胃を損傷して運化・受納作用が失調すると，食欲不振が起こる

やすいとされる．

□肥満の病証分類には，**表 19** の 2 つがある．

表 19　肥満の病証分類

痰　湿	長期の食欲亢進，美食，甘味・油ものの偏食などにより，脾の運化作用が失調して痰湿が生じ，それが肌肉に停滞すると肥満となる
気　虚	飲食不節や労倦などで脾虚となり，痰湿が肌肉に停滞すると肥満となる

21．発　熱　□□□□□

□発熱は，病因の違いに基づいて外感性発熱と内傷性発熱に分類する．

□外感性発熱は，外邪が人体に侵襲し，人体の正気と外邪が争うことにより起こる発熱である．

□内傷性発熱は，飲食不節，過度の労倦，七情の異常な刺激などにより，臓腑の機能が失調して起こる発熱である．

□潮の干満のように，一定の時間帯に発熱・熱感が強くなるのを潮熱と呼び，陰虚によるものが多い．

□微熱が長期間続く場合は，症状の程度がさほど強くなく，慢性的であるため虚証による発熱と考える．

□外感性発熱では悪寒発熱が起こるが，風寒証においては悪寒が強く発熱は軽微で，風熱証においては発熱が強く悪寒は軽微という特徴がある．

□内傷性発熱の病証分類には，**表 20** の 4 つがある.

表 20　内傷性発熱の病証分類

血虚・陰虚	心肝血虚や脾気虚による血の生成不足が生じると，陰血不足のため陽気を制御できず，陽気が亢進すると発熱が起こる
脾気虚	脾気虚弱のために津液の生成が不足し，陽を制御できなくなると発熱が起こる．また，脾気虚弱のため清陽が昇らず，それが鬱すると発熱が起こる
肝　火	情志が抑鬱し肝気がうまく条達できなくなり，肝鬱化火すると発熱が起こる．また，激怒したため肝火が生じて発熱するものもある
瘀血・実熱	気滞，外傷，出血などは体内に瘀血の停滞を引き起こしやすい．この瘀血が鬱して邪鬱化火すると発熱が起こる

22. のぼせと冷え

□のぼせは，顔がほてる，頭がのぼせる，全身がほてる，足がほてるなど身体の上部の熱感を訴えものを指す．冷え症とは，身体の特定の部分だけが冷たく感じるものをいう.

□女性は，月経により陰血の不足を招きやすく，陰陽のバランス失調を起こしやすいため，のぼせや冷えは女性に多くみられる.

□下半身の冷えと上半身ののぼせを，同時に伴っている状態を「上熱下寒（じょうねつげかん）」という.

□腎は「陰陽の根本」「水火の宅」と呼ばれ，のぼせや冷えなど陰陽・水火のバランス失調により起こる症状と密接な関係がある.

□のぼせと冷えの病証分類には，**表 21** の 2 つがある.

表 21　のぼせと冷えの病証分類

のぼせ	陰陽のバランス失調	慢性疾患，房事過多，出産などの原因により陰陽や水火のバランスが失調すると，陽が上部で盛んになり，のぼせが起こる．また，上部に集まった陽に押し下げられるようにして陰が下部で盛んになることで，のぼせと冷えが同時に現れる
冷　え	陽虚，寒湿，血瘀など	陽虚であれば内寒が生じ，また寒湿が侵入しやすい．陽虚や寒湿は，その凝滞性により血瘀を招くため，血流が滞りやすい末端では冷えが生じやすい

23. 不　眠

□心の神志を主る作用は，精神活動を主宰（中心的役割を果たすこと）しており，この機能を心神という．心神が乱れると，精神活動を休止すべき時に活発になってしまうなどの原因から不眠が起こる．

□脳（髄海）は「元神の府」ともいわれ，神と密接な関係にあり，気・血・精が滋養することによって正常な機能を保っている．そのため，脳（髄海）が滋養されないと心神が乱れ，不眠が起こる．

□心は，「全身の陽気」を主る．また，「陽中の陽」と呼ばれる存在であるため，病理的に熱化しやすく，熱を嫌う．そのため，内熱が生じるとその熱は容易に心神を擾き乱し，不眠が起こる．

□不眠の病証分類には，**表 22** の 4 つがある．

表 22　不眠の病証分類

痰　熱	飲食不節や運化の失調により生じた痰湿が，邪鬱化火によって痰熱となる．この痰熱が心神に影響すると不眠が起こる
肝　火	抑鬱などの情志が肝の条達に悪影響を及ぼし，肝鬱となる．この状態が改善されず肝鬱化火し，炎上性をもった内火が脳（髄海）や心に飛び火すると，不眠が起こる
心脾両虚	脾気虚により血を十分に化生できないと，心血の量を維持することができず，心血虚を併発する．これにより心が栄養されず，心神不安となって不眠が起こる
心腎不交	房事過多，久病などで腎陰を損傷すると，心腎相交の関係が崩れて心腎不交となる．このため心火が亢盛し，心神が影響を受けると不眠が起こる

24. 疲労と倦怠

□「倦」には疲労の意味があり，「怠」は怠惰なことを表す．倦怠についての表現は多様で，疲労感，身重感，全身無力感，局所のだるさ，両足の無力感，思考力の低下，立つとふらふらする，手足の震えなど，いろいろな症状の訴え方がある．また，倦怠には肉体疲労だけでなく精神疲労も含まれる．

□気虚では，推動作用が無力となり，倦怠感，無力感，易疲労が生じる．

□酸痛（怠い痛み）は着痺で起こりやすく，湿邪の重濁性の影響による．

□脾虚になると，気血生成不足から気虚による倦怠，痰湿の発生から湿邪による倦怠が生じやすい．
□腰は腎の府であるため，腎虚では足腰のだるさが生じる．
□疲労と倦怠の病証分類には，**表 23** の 4 つがある．

表 23　疲労と倦怠の病証分類

虚　証	病後や産後，過労，七情の失調，房事過多などが原因で生理物質を損傷すると気血精の不足を招き，倦怠が起こる
先天不足	先天の精が不足していると，精から原気を化生できず倦怠が起こる
脾気虚痰湿	飲食不節などにより脾気虚となると，気血を化生できず倦怠が起こる．また，脾の運化作用の失調により痰湿が生じると，体のおもだるさなどの症状が生じる
腎気虚	加齢などによって腎の機能が低下すると，精そのものや精から化生される原気が不足し，腰や膝がだるく力が入らない（腰膝酸軟（ようしつさんなん））などの症状を伴う倦怠が起こる

25. 発　疹

□発疹のうち鍼灸適応と考えられるのは，蕁麻疹や帯状疱疹などである．
□発疹は，肺や衛気と密接な関係があり，体質に加え，外因である異物との接触や風・寒・湿・熱の邪が皮毛に侵襲することにより起こる．
□風熱による発疹は，風熱の邪が皮毛を侵襲することで，発疹や舌質は赤く，発熱し咽喉が腫れ，口が渇く．
□風寒による発疹は，風寒の邪が皮毛を侵襲することで，発疹や舌質は淡紅色，悪寒，鼻閉，鼻汁を伴う．
□胃の湿熱による発疹は，体質または飲食不節により起こる．
□気血両虚による発疹は，慢性的であり，発疹や舌は淡紅色で，繰り返し発症し，難治性である．

26. 小児の症状

□小児の症状で鍼灸の適応になるものには，小児神経症，小児夜尿症，小児喘息などがある．
□小児神経症には，睡眠障害，夜驚，チック，消化不良，下痢，便秘，食欲不振，嘔吐，頻尿，遺尿などがみられる．

□小児夜尿症は，排尿反射機構が未発達であり，4 歳以上になっても続く夜間の遺尿である．
□夜尿症は遺尿と呼ばれ，肝の疏泄機能の失調によるものや，気虚によるものがある．
□腎気虚による夜尿症は，固摂作用が弱く夜間尿が多く，腎陽が弱いために四肢の冷えを伴うこともある．
□腎気虚による夜尿症の治療は，腎気を補い固摂機能を向上させる．
□脾肺気虚による夜尿症は，肺虚による固摂機能の低下，脾虚により水を制御できなくなることによって，膀胱の制御ができなくなり生じる．
□脾肺気虚による夜尿症は，夜尿の回数は多いが，量は少ない．
□脾肺気虚による夜尿症の治療は，脾と肺を補い，任脈，手足太陰，足陽明をとる．

27．小児の鍼灸治療 ■■■■■

□小児の鍼治療は，刺激量を弱く，小児鍼のような皮膚刺激の接触鍼を用いる．
□小児の灸治療は，刺激量を弱く，身柱へのちりげの灸や小児斜差の灸が用いられる．

C．高齢者に対する鍼灸施術 —————— □□□□□

□高齢者の症状は，非定型的であり，疾患の病態把握が困難である．
□高齢者の疾患では，精神症状を生じることもあり，各種検査にも個人差がある．
□高齢者は，脱水など電解質の異常をきたすこともあり，施術前後は飲水などの配慮が必要である．
□高齢者は，薬剤などの外的刺激に対する反応が，若年者と異なり注意が必要である．
□高齢者の予後は，医学生物的因子や社会的環境的因子などに影響される．
□過度の安静や長期の臥床は，日常生活動作（ADL）の低下が懸念される．
□高齢者に対する鍼灸療法は，慢性化防止や QOL（Quality of Life）の維持・向上などを目的に行われる．

□高齢者の施術においては，施術前後のバイタルの確認，ドーゼ，高齢者に特徴的な疾患について合理的な配慮を要する．

D．スポーツ医学における鍼灸療法

1．スポーツ障害・外傷の定義と分類 □□□□□

□スポーツ傷害は，スポーツ外傷とスポーツ障害に区別される．
□スポーツ外傷は，1回の強い外力が加わって発生する外傷で骨折，脱臼，打撲，捻挫，自家筋力による肉離れや腱断裂，裂離骨折などが含まれる．
□スポーツ障害は，繰り返される小さな外力により発生するもので，オーバーユース症候群や疲労骨折などが含まれる．
□スポーツ障害・外傷に対する応急処置の基本は，安静（Rest），冷却（Icing），圧迫（Compression），挙上（Elevation）である．
□スポーツ障害・外傷に対しては，「障害組織の拡大防止」や「炎症を最小化」することが重要である．
□スポーツ障害・外傷における軽度の出血に対しては，「創部の洗浄」と「圧迫止血」を行う．
□スポーツ障害は，発生予防が大切であり，運動前のウォーミングアップと運動後のクールダウンやアイシングなどを実施する．
□鍼灸治療の対象は，基本的にはスポーツ障害であるが，程度によりスポーツ外傷に対しても用いられる．

2．スポーツ障害・外傷の各論 □□□□□

【野球肩】
□野球の投球動作は，ワインドアップ期→コックアップ期→加速期→フォロースルー期に分けられる．
□水泳肩とも呼ばれ，加速期での障害が最も多い．
□コックアップ期から加速期までは肩前方に負荷が加わり，棘上筋腱板，上腕二頭筋長頭腱の障害がみられる．
□加速期からフォロースルー期には，肩後方に負荷が加わり，小円筋や上腕三頭筋の損傷がおきやすい．また，上腕二頭筋長頭腱にも障害が起こる．

【インピンジメント症候群】

□インピンジメント症候群は，組織どうしの摩擦や衝突によって起こる疼痛や運動障害である．

□肩部においては，腱板や滑液包が大結節と肩峰，烏口肩峰靱帯の間で負荷を受けて炎症を生じる場合が多い．

【肩関節の徒手検査】

□棘上筋腱板損傷のテスト法として，ペインフルアークサインやドロップアームサインなどがある．

□滑液包炎のテスト法として，肩峰下プッシュボタン徴候やダウバーン徴候（ドーバーン徴候）などがある．

□上腕二頭筋腱長頭の腱鞘炎のテスト法として，ヤーガソンテストやスピードテストなどがある．

【テニス肘】

□バックハンドテニス肘（外側上顆炎）は，伸筋腱付着部への負荷により起こる．

□フォアハンドテニス肘（内側上顆炎）は，前腕回内屈筋群や内側上顆への負荷により起こる．

□外側上顆炎のテスト法として，トムゼンテスト（手関節背屈テスト），コーゼンテスト（手関節背屈テスト），ミルテスト（ドアノブテスト），中指伸展テスト（短橈側手根伸筋テスト），チェアテスト（手関節背屈テスト），逆トムゼンテスト（手関節掌屈テスト）などがある．

【運動性腰痛】

□運動性腰痛では，腰部捻挫や分離症，すべり症がみられる．

□繰り返しの外力や強い外力により，椎弓間部で骨折が起こったものを分離症という．

□テリアの首輪（前後に入った骨折線）の大部分は，第5腰椎の両側で起こる．

□脊椎分離症に椎間板の変性が加わり，上位椎体部が前方にすべるものをすべり症という．

□すべり症において，L4〜5の棘突起間に階段状変形を認めることが多く，治療穴に大腸兪を用いる．

【ジャンパー膝（膝蓋靱帯炎）】

□ジャンプやランニングなどの着地時のショックによって生じる障害である.

□症状として膝蓋骨の膝蓋靱帯付着部に，自発痛，圧痛，腫脹，握雪音（あくせつおん）を起こす.

【オスグッド病】

□膝蓋靱帯の脛骨付着部に生じる骨端症をオスグッド病といい，活発な男児に好発する.

【腸脛靱帯炎】

□ランナーに多く，ランナー膝とも呼ばれ，グラスピングテストで陽性となる.

【シンスプリント】

□シンスプリントとは，脛骨骨膜や後脛骨筋の炎症を指し，脛骨下 1/3 に疼痛を訴える.

【コンパートメント症候群】

□コンパートメント症候群とは，隔室の内圧上昇による循環障害である.

□急性のものは，外傷によって発症し，不可逆性であり，緊急の処置が必要となる.

□慢性のものは，筋肥大などによって発症し，運動で増悪して可逆性である.

□前方コンパートメント障害は，足の陽明胃経が関係し，深腓骨神経，長拇趾伸筋，前脛骨筋が障害される.

□側方コンパートメント障害は，足の少陽胆経が関係し，浅・深腓骨神経，長短腓骨筋が障害される.

□浅後方コンパートメント障害は，足の太陰脾経の三陰交が関係し，ヒラメ筋や腓腹筋が障害される.

□深後方コンパートメント障害は，足の太陽膀胱経が関係し，脛骨神経，長拇趾屈筋，後脛骨筋が障害される.

【アキレス腱炎】

□腱の変性，使いすぎによる柔軟性の低下に加えて，急な伸展力が生じた場合に発生し，トンプソンサインで陽性となる.

第13章 はり理論

A. 鍼の基礎知識 ―――――――――― □□□□□

□鍼柄（しんぺい）は，別名を軸または竜頭と呼び，弾入時の叩打，各種術式や抜除時につまむ部位をいう（**図1**）.

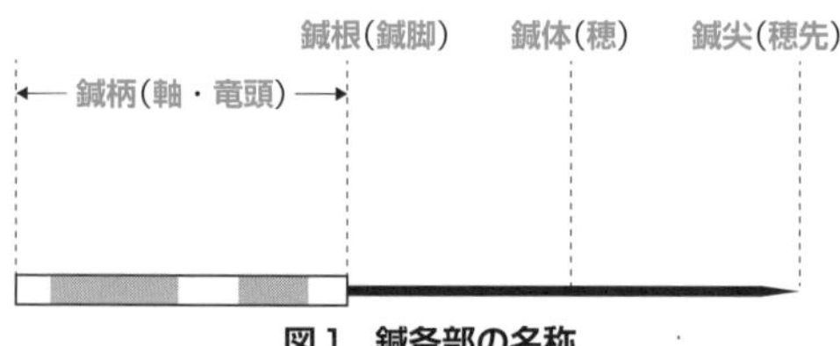

図1　鍼各部の名称

□鍼体は，別名を穂と呼び，身体に刺入する部位をいう.

□鍼根は，別名を鍼脚と呼び，鍼体と鍼柄がハンダや電気溶接で接着されている．熱や引きに強いカシメ式が一般的である.

□鍼尖（しんせん）は，別名を穂先と呼び，刺鍼法や流派によって使用する形状が異なり，弾入の際に皮膚を切る部位をいう．繰り返し鍼を使用する場合には，刺入時に摩滅や欠損が起こるため研磨していたが，ディスポーザブル鍼ではその必要はない.

□日本鍼と中国鍼の比較を**表1**に示す.

□鍼先の種類としては，スリオロシ形，ノゲ形，卵形，松葉形，柳葉形などがある.

□スリオロシ形は，打鍼法に使用され，鍼根から徐々に細くなり，刺入しやすく曲がりやすいため，疼痛を与えやすい.

□ノゲ形は，鍼尖の上部約 1.5 mm から細くなり，刺入しやすいが曲がりにくいため，疼痛を与えやすい.

□卵形は，鍼尖が卵のように丸みをおび，刺入しにくく曲がりにくいため，鈍痛感を与えやすい.

□松葉形は，管鍼法に使用され，刺入しやすく，疼痛も少ない.

□柳葉形は，捻鍼法（ねんしんほう）に用いられ，松葉形より少し鋭利にしたものである.

表1　日本鍼と中国鍼の比較

	鍼体径	鍼体長
日本鍼	・1 番鍼（直径 0.16 mm）—— 16 号鍼 ・2 番鍼（直径 0.18 mm）—— 18 号鍼 ・3 番鍼（直径 0.20 mm）—— 20 号鍼 ・4 番鍼（直径 0.22 mm）—— 22 号鍼 ・5 番鍼（直径 0.24 mm）—— 24 号鍼	・1 寸—— 30 mm ・1 寸 3 分—— 40 mm ・1 寸 6 分—— 50 mm ・2 寸—— 60 mm ・3 寸—— 90 mm
中国鍼	・35 号—— 0.22 mm ・34 号—— 0.24 mm ・33 号—— 0.26 mm ・32 号—— 0.28 mm ・31 号—— 0.30 mm	——

□捻鍼法は，中国を起源とし，現在でも使用されている刺入方法であり，日本では江戸時代に管鍼法が広まるまで主流だった．押手に沿わせて刺手に持った鍼の鍼尖を皮膚にあて，押手に圧をかけ刺手をひねりながら刺入する．

□打鍼法は，御園意斎が安土桃山時代に創案されたといわれる鍼法であり，腹証から腹部の治療を行う．鍼柄の先端を小槌（木製，叩く部位は鉛があり，鉛部分を皮で被う）で数回叩打し刺入する．金または銀製の鍼で，長さ 2 寸のスリオロシ形を用いる．「鍼道秘訣集」に記載される手技としては，勝曳の鍼，火曳の鍼，散ずる鍼，止める鍼，胃快の鍼，吐かす鍼などがある．

□管鍼法は，杉山和一が江戸時代に創始したといわれ，この方式は現在の日本において最も多く用いられている．

□鍼の材質と特徴について**表 2** に示す．

□古代九鍼は，破る鍼（3 種）と刺入する鍼（4 種）と刺入しない鍼（2 種）に 3 つに分類される．破る鍼は鑱鍼，鋒鍼，鈹鍼，刺入する鍼は員利鍼，毫鍼，長鍼，大鍼，刺入しない鍼は円鍼，鍉鍼がある．現在使用されている鍼は，毫鍼をもとにし，三稜鍼は鋒鍼より起きたとされている．

□破る鍼の詳細について述べると，鑱鍼は陽気を写す．鋒鍼は排膿刺絡に用いられ，現代の三稜鍼を指す．鈹鍼は，皮膚を切開して膿を取り除くが，大廱膿の切開排膿鍼灸では行われない．

表 2　鍼の材質と特徴

種類	欠点	利点
金鍼	・耐久性に劣り高価である	・柔軟性や弾力性がある ・人体組織になじみがよい ・腐食しにくい
銀鍼	・耐久性に劣り，酸化・腐食しやすい	・柔軟性や弾力性がある ・人体組織になじみがよい ・金鍼より安価である
ステンレス鍼	・ほかに比べて，柔軟性や弾力性に劣る	・刺入しやすい ・折れにくく腐食しにくい ・高圧滅菌や通電に耐え，安価である

□刺入する鍼の詳細について述べると，員利鍼は，急性病や癰(よう)，しびれに対して用いられる．毫鍼は，現在使用されている鍼の原型とされている．長鍼は，毫鍼を長くして深部の遠痺を取り除くのに用いられる．関節内に水がたまり腫れている際には，大鍼が用いられ，滲出液の排除に使用される．

□刺入しない鍼の詳細について述べると，鍼尖が卵形で筋肉をなでさする円鍼は，肌肉を傷つけないで使用できる．経脈を摩擦して使用する鍉鍼は，気の巡りをよくする．

B．基本的な刺鍼方法 ―――――――― □□□□□

□中国で起こった撚鍼法(ねんしんほう)は，最も古い鍼術で柳葉形を用いい，日本では管鍼法が広まるまで主流だった．

□御園意斎が安土桃山時代に創案したといわれる打鍼法は，主に腹証から腹部の治療を行う．なお，スリオロシ形を用いて勝曳の鍼，火曳の鍼，散ずる鍼といった手技ある．

□杉山和一が創始した管鍼法は，鍼管に松葉形を入れ込んで使用する．

□患者の生体に刺入を予告する前揉法(ぜんじゅうほう)は，刺鍼部位の皮膚や筋を和らげて刺激にならす．

□抜鍼後の鍼の違和感を除くために後揉法(こうじゅうほう)を用いることで，小血管からの出血防止や止血を促すものである．

□刺鍼動作の安定を保証する押手について**表 3** に示す．

表 3　押手の種類

①左右圧（水平圧）	母指と示指で鍼体をつまむ圧．鍼の進退・保持を円滑かつ正確に行うための技法である
②上下圧（垂直圧）	母指と示指で刺鍼部位にかける圧加減．部位や患者の緊張度，疾病の状態，手技によって圧は変動する
③周囲圧（固定圧）	中指・薬指・小指の指腹と小指球にかけての部位全体で患者にかける圧．全体に圧がかかることで刺鍼部位を固定し安心感を与える

□刺入法の旋撚刺法（せんねんしほう）は，鍼を半回転ずつさせながら行い，一方で送り込み刺法は刺手の母指・示指で送り込むように入れていく．

□直刺（ちょくし）は皮膚に対して直角に刺入し，斜刺（しゃし）は斜めに刺入する．一方で横刺（おうし）（地平刺，水平刺）は皮膚にほぼ平行に刺入する．

□刺鍼中の手技について**表 4** に示す．

表 4　刺鍼中の手技

①単刺術	鍼を目的の深さまで刺鍼し，すぐに抜除する
②雀啄（じゃくたく）術	刺入時または一定の深度に達したら，刺手で雀がついばむように鍼を上下に進退させる．なお，上下動の速さや深さで刺激量を変えることができる
③間歇術	目的の深さに達したら，半分抜いてしばらくとどめ，また目的の深さにまで刺入する刺激を繰り返す術である
④屋漏術	目的の深さの 1/3 で雀啄，さらに 1/3 刺入し雀啄，目的の深さで雀啄というように，3 回に分けて刺激を与える．なお，抜鍼は刺入とは逆に行う
⑤振せん術	目的の深さに刺入した鍼の鍼柄を刺手でつまみ，鍼を振動させる
⑥置鍼術	鍼を刺入し，しばらくとどめた後に抜鍼する
⑦旋撚術	刺入時または抜鍼時に，鍼を左右に半回転ずつ交互にひねりながら行う
⑧回旋術	左右どちらか一方向に回しながら刺入，あるいは一定の深さでこれを行う．なお，抜鍼時は刺入時と反対方法に回す
⑨乱鍼術	一定の方式に従わず，数種の手技を併用する
⑩副刺激術	気迫法ともいい，刺入した鍼の周囲の皮膚を鍼管や指頭で叩き響きを与える

⑪示指打法	刺入した鍼に鍼管をかぶせ，弾入のように鍼管の上端を叩く
⑫随鍼術	刺鍼時は，呼気時に刺入し，吸気時に止める．一方で抜鍼時は，吸気時に抜き，呼気時に止める．なお，患者の呼吸に合わせる方法である
⑬内調術	刺入した鍼の鍼柄を鍼管で叩打し，鍼体に動揺を与える
⑭細指術	刺鍼しようとする皮膚部位に弾入だけを何回も繰り返す
⑮管散術	鍼は用いない方法で，施術部位に弾入の要領で鍼管の上端を叩打する．過敏な患者や初療者に適し，刺激が最も弱い術式となる
⑯鍼尖転移法	鍼尖を皮下にとどめ，押手・刺手とともに皮膚を縦横または輪状に移動させ，皮下に刺激を与える方法である
⑰刺鍼転向法	刺入した鍼の方向を変える際，一度鍼を皮下まで抜き，新たに方向を定める方法である

C. 特殊鍼法 ———————— □□□□□

□小児鍼について以下に示す．

<table>
<tr><td>接触鍼</td><td>集毛鍼（しゅうもうしん），振子鍼（ふりこしん），いちょう鍼</td><td rowspan="2">・体内に刺入しない皮膚刺激が特徴である
・生後2週間後から小学生または鍼刺激に敏感な成人が対象である
・経絡や経穴にこだわらず広範囲の体表に接触・摩擦といった刺激を行う
・疳の虫，夜泣き，不機嫌，奇声，風，気管支炎，眼精疲労，下痢便秘などに効果がある</td></tr>
<tr><td>摩擦鍼</td><td>車鍼（しゃしん）（ローラー鍼），いちょう鍼，ウサギ鍼</td></tr>
</table>

□皮内鍼・円皮鍼について以下に示す．

皮内鍼	赤羽幸兵衛の発案	・皮内に水平に刺入して留置させ，持続的な刺激を与える ・鍼柄は，円形・リング形か板状・平軸で，ピンセットなどで刺入してテープで固定する
円皮鍼	中国では揿針（きんしん）と呼ばれる	・短い鍼を垂直に刺入し，持続的な刺激を与える ・耳鍼療法にも応用される ・スポーツ競技者の筋疲労に効果があるといわれる

□灸頭鍼について以下に示す．

機械的刺激と温熱刺激	肩こり，腰痛，下痢，冷え	鍼柄に艾（もぐさ）をつけ点火し，艾を数回取り換える．なお，落下防止のためキャップを付けたり，専用スプーンを用いる

□鍼通電療法について以下に示す．

・交流電流を用いて行う
・顔面部の神経麻痺，坐骨神経痛などに効果が期待できる
・心臓ペースメーカーの使用者には禁忌である

□耳鍼療法（じしんりょうほう）は，耳介の特定点に刺鍼する方法で，フランスのポール・ノジェより発展した．

□頭鍼療法（とうしんりょうほう）は，脳血管障害や中枢神経障害に対する治療効果を期待して行われ，大脳皮質の機能局在が頭皮上に投影されると考えられる刺激区に鍼刺激を加える方法である．

□吸角療法（きゅうかくりょうほう）は，プラスチック製またはガラス製を用い，球形の用具を皮膚に密着させ，火罐法（かんかんほう）や吸引器を用いて皮膚を吸引する方法で，瘀血（おけつ）に対する効果が期待される．

D．鍼の臨床応用 ──── □□□□□

□鍼の刺激量について以下に示す．

条　件	弱刺激	強刺激
使用鍼	細く短い鍼	太く長い鍼
運鍼速度	緩やか	急
刺激時間	短い	長い
手　技	鍼の動揺が小さい手技	鍼の動揺が大きい手技

□個体の感受性について以下に示す．

区　分	年　齢	性　別	体　質	栄養状態	経　験	刺激部位
鈍　感	青年，壮年	男子	頑健	佳良	経験者	腰，背など
鋭　敏	小児，老年	女子	虚弱，神経質	不良	未経験者	顔，手足など

□新生児の大泉門，外生殖器，臍部，眼球，急性炎症の患部，肺，胸膜，心臓，腎臓，脊髄・延髄中枢神経系，大血管への鍼施術は，禁忌である．

□①妊娠，②救急事態や手術を必要とする場合，③悪性腫瘍，④出血性の疾患の場合は，禁忌とされている（WHO ガイドライン）．

E. リスク管理 ―――――――― □□□□□

□気胸（胸膜の組織を損なう）のリスク管理について以下に示す．

症　状	胸痛，チアノーゼ，咳嗽，労作性呼吸困難など
原　因	胸肩背部および鎖骨近辺への深刺によるもの．なお，鍼による気胸は女性に多い
処　置	患者に状態を説明して安静を図り，症状の増悪時は医師に治療を依頼する
予　防	患者の体格を考慮して，刺入角度と刺入深度を調節する

□折鍼のリスク管理について以下に示す．なお，故意による埋没鍼（まいぼつしん）は，現在行わない．

原　因	腐食した鍼の使用，オートクレーブ滅菌の反復使用，直流電流通電，急な体動など．なお，報告では銀鍼の折鍼が多い
処　置	鍼の端をピンセットなどで抜く．なお，断端がみえない時は外科的手術を要する
予　防	刺入は鍼体を残し，ディスポーザブル鍼を使用する．なお，鍼通電は交流電流を使用する

□皮膚反応（抜鍼後の発赤，膨疹，紅斑，皮膚膨隆などの反応）のリスク管理について以下に示す．

原因	組織損傷に伴う局所反応，粗暴な手技，アレルギー反応など
処置	炎症反応の場合は自然消滅するが，内出血の場合は軽く圧迫する
予防	十分な後揉法，ていねいな手技，細い鍼を使用する

□出血や内出血のリスク管理について以下に示す．なお，出血性素因を有する患者には注意を行う．

原因	粗暴な手技など
処置	アルコール綿花で圧迫して止血し，止血後に後揉法を行う
予防	慎重かつていねいな手技，十分な前揉法または後揉法，細い鍼を使用する

□抜鍼困難（渋鍼；鍼が抜けにくい状態）のリスク管理について以下に示す．

原因	過度の回旋，体動における筋収縮，鍼体の弯曲など
処置	刺入と逆方向へ回旋，置鍼（ちしん），迎え鍼，副刺激術，示指打法を行う

□脳貧血（脳虚血）のリスク管理について以下に示す．

原因	精神的緊張過敏や初診患者，全身状態不良者（不眠，疲労，空腹など）への刺鍼
症状	顔面蒼白，冷や汗，悪心嘔吐，血圧の低下，一過性の意識消失（失神）など
処置	背臥位にして頭部を低くして安静をとらせるや，返し鍼（合谷，足三里などの四肢末端への刺鍼）を行う
予防	座位・立位の施術に注意して刺激量を調節し，患者の治療への不安をなくす

第13章 はり理論

□遺感覚のリスク管理について以下に示す．

原　因	太い鍼や不良な鍼尖の使用，または強刺激，過度の刺激，鍼体の弯曲
処　置	痛みの部位を圧迫する
予　防	十分な後揉法を行う

□手指の消毒のリスク管理について以下に示す．

①清拭法（スワブ法）	綿花などに消毒薬を染み込ませたもので手指を拭く
②擦式法（ラビング法）	擦式消毒薬（速乾性エタノールローション）を手指に擦り込む

□手指の消毒は，消毒エタノール70〜80%，イソプロパノール50〜70%を使用する．手の洗浄は0.1%塩化ベンザルコニウム（逆性石鹸）を用いる．

□患者の皮膚消毒は，スワブ法を行う．ディスポーザブル鍼は，エチレンオキサイドガス（EOG）滅菌を行う．器具は，高圧蒸気滅菌法を用い，紫外線消毒器に保管する．

□肝炎・エイズ感染は，医療現場では注射針の誤刺が多く，鍼施術ではディスポーザブル鍼や指サックの使用，B型肝炎ワクチン接種などの対策を行う．

□消毒レベルのリスク管理について以下に示す．

洗　浄	汚れを落とし絶対菌量を減らす（消毒前の器具・手指，日用衣類）
消　毒	病原微生物のみを死滅させる（施術者の手指，施術部位など）
滅　菌	すべての微生物を完全に死滅させる（内視鏡，手術器具，鍼，注射器など）

F．鍼治効の基礎 ―――――――――――――― □□□□□

□痛みは，侵害受容性疼痛，神経因性疼痛，心因性疼痛に分けられる．

□侵害受容性疼痛は，痛覚受容器（侵害受容器）が刺激されて生じる．これには，痛覚線維（侵害受容線維）が関与し，体性痛と内臓痛に分けられる．

□体性痛は，体表の表在痛と骨格筋や関節，靱帯，骨膜で起こる深部痛に分類される．

□内臓痛は，自律神経反射を伴う．深部痛と内臓痛は，自律神経反射や骨格筋の反射性収縮を引き起こす．なお，内臓痛は腹壁に起こりやすい．

□神経因性疼痛は，神経系の一次的損傷，機能障害によって生じ，知覚鈍麻，痛覚過敏，アロディニアを伴う．臨床的には，帯状疱疹後神経痛，糖尿病性ニューロパチー，腕神経叢引き抜き損傷，反射性交感神経性ジストロフィー，幻肢痛，視床痛などで認められる．

□心因性疼痛は，身体疾患が存在せずに痛みがある場合と，身体疾患はあるがそれでは説明しがたい痛みのことを指す．つまり，解剖学的・神経学的に説明のつかない疼痛や，心理的影響によって痛みが変わる場合には，心因性疼痛が疑われる．

□国際疼痛学会は，①筋緊張性の痛み，②鬱病に伴う痛み，③ヒステリーや転換性障害，心気症の痛み，④妄想性や幻覚性の痛みに分類している．

□痛覚受容器の形態は自由神経終末で，皮膚の痛覚受容器は高閾値機械受容器とポリモーダル受容器の2種類がある．

□高閾値機械受容器は，圧迫などの機械的侵害刺激に反応し，Aδ線維に伝導され，局在は明瞭で鋭く速い痛み「一次痛」が生じる．

□ポリモーダル受容器は，機械的，温熱的，化学的など，すべての侵害刺激に反応し，C線維に伝導され，局在は不明瞭で鈍くうずく遅い痛み「二次痛」が生じる．なお，皮膚，筋，関節，内臓など，全身の組織に分布し，ポリモーダル受容器は45℃以上の熱刺激に反応する．ポリモーダル受容器が興奮すると，サブスタンスPやカルシトニン遺伝子関連ペプチド（CGRP），血管作動性腸管ペプチド（VIP）を放出することで血管拡張反応や血漿蛋白の漏出を起こす．

□内因性発痛物質には，ブラジキニン，セロトニン，ヒスタミン，カリウムイオン，水素イオンなどがある．なお，ブラジキニンの発痛作用を増強させるプロスタグランジンも含まれる．

□痛覚伝導路の一次求心性ニューロンからサブスタンス P が放出される．

□脳幹を通る痛みの伝導路のうち外側系は，痛みの感覚や識別に関わり，内側系は痛みによる情動行動や自律機能，痛み制御の調節に関わるとされている．

□関連痛は，内臓と皮膚の求心性線維が同じ伝導路を通るため，皮膚の痛みと認識される．

□体性感覚は皮膚，筋，腱，内臓感覚は内臓や血管など，自律神経が関わる場所を指す．

□体性－運動反射には，伸張反射や逃避反射が含まれる．伸張反射は，腱への刺激が同名筋を収縮させる．逃避反射は，体性感覚への侵害刺激から逃げるために筋を収縮させる．

□自律神経反射は，内臓－内臓反射，内臓－体表反射，体性－内臓反射がある．

□内臓－内臓反射は，求心路と遠心路ともに自律神経が関わる．

□内臓－体表反射は，内臓病変を皮膚上の痛みと認識する関連痛，知覚過敏となるヘッド帯がある．なお，内臓病変（例えば，虫垂炎など）による筋収縮は，筋性防御と呼ばれる．

□体性－内臓反射は，体性感覚への刺激が内臓や血管に反応を引き起こす．

□軸索反射は，刺鍼部位や周辺に紅斑が出現する現象であり，刺激が神経を逆行性に伝導し，サブスタンス P などが遊離されて血管拡張が起こる．なお，拡張した血管に血液が集まり発赤が生じる．

□ナロキソンは，麻薬性作用物質に拮抗し，モルヒネの鎮痛効果がなくなる．オピオイド受容体は，エンケファリン，エンドルフィン，ダイノルフィンなどのオピオイド物質を受容する受容体で中枢神経や消化管などに存在する．ナロキソンは，これらのオピオイド物質に対して拮抗作用をもつ．

□鍼刺激の求心性インパルスは，弓状核中央部でドーパミンニューロンを活動させる経路，および正中隆起から下垂体へ向かい β エンドルフィンを遊離させる 2 経路がある．

□鍼鎮痛は，鎮痛の発現までに時間がかかる．刺激終了後も効果は持続するが個体差があり，ナロキソンで鎮痛が消失する．なお，下垂体を摘出すると鍼鎮痛が出現しないが，遠心路を刺激した場合は下垂体の摘出でも鎮痛が出現する．

□下行性痛覚抑制系は，セロトニン系とノルアドレナリン系の 2 経路がある．なお，2 経路とも視床下部を経由し，脊髄後側索を下降して脊髄後角で痛覚情報を脊髄全体にわたり遮断する．

□鍼鎮痛の発現には，潜伏期は 10〜30 分，刺激中止後は 20〜30 分の鎮痛効果を持続し，モルヒネ拮抗薬のナロキソン投与で鍼鎮痛は発現しなくなる．

□鍼鎮痛時に，抗 β エンドルフィン血清を投与すると鍼鎮痛が消失する．

□脊髄では，抗メチオニンエンケファリン血清を投与すると鍼鎮痛が出現しなくなる．

□エンケファリン分解酵素阻害剤（D-フェニルアラニン）の投与で，鍼鎮痛の個体差がなくなる．

□侵害刺激は，局所に発赤や疼痛を発生させて炎症症状が起こる．これは，生体防御機構の反応と筋の過緊張緩和，血液循環の改善作用がある．

□鍼刺激の効果は，血流を改善させるが，アトロピン投与で出現しなくなる．なお，アトロピンは抗コリン作動性があり，ムスカリン性アセチルコリン受容体を阻害させる．

□鍼刺激による軸索反射に関与する神経伝達物質は，カルシトニン遺伝子関連ペプチド（CGRP）と考えられ，CGRP がコリン作動性神経からアセチルコリンの遊離を増大し，血管が拡張されて血流が増大する．

□鍼刺激による遠隔部の筋血流の増大は，体性自律反射によって起こる．

G. 鍼療法の治効理論―治療的作用 ―――― □□□□□

□鍼刺激による軸索反射は，血流を増大させ痛みの解消を行う．なお，サブスタンス P やカルシトニン遺伝子関連ペプチド（CGRP）が，この反射に関与する神経伝達物質路と考えられる．

□ポリモーダル受容器は，鍼刺激の「ひびき」に関係し，無髄の C 線維や有髄の Aδ 線維で支配されている．

□痛みの解消・フレア現象の流れは，鍼刺激→ポリモーダル受容器→カルシトニン遺伝子関連ペプチド（CGRP）含有第一次知覚神経終末→軸索反射→コリン作動性神経→アセチルコリンの増大→筋血管を拡張し，筋血流を改善させる．

□体性自律反射は，内臓の作用に関わる．なお，四肢刺激への鍼刺激は胃運動の亢進〔迷走神経胃枝の活動（亢進)〕，腹部刺激により胃運動の抑制〔交感神経胃枝の活動（亢進)〕を起こす．

□会陰部への刺激は，膀胱運動を抑制させる．一方，仙骨部の骨膜への機械的鍼刺激は膀胱自律収縮の抑制を起こす．

□足三里穴への刺激は，心拍数の減少および血圧を低下させる．

□前立腺肥大における排尿障害は，仙骨部骨膜への鍼刺激が有効である．また，低周波鍼通電療法は本態性高血圧に対する非薬物療法として有効とされている．

第14章 きゅう理論

A. 灸の基礎知識 ―――――――― □□□□□

□モグサは，ヨモギの葉の裏面の毛茸(もうじょう)と腺毛(せんもう)からつくられる．

□毛茸は白い毛のこと，腺毛はチネオールという揮発性の精油が含まれている．

□モグサには，蛋白質，類脂質，ビタミンB，ビタミンCが含まれている．

□ヨモギは，キク科の多年生植物で5〜8月に採集し，3〜4日乾燥させて含水率を1〜2%以下にする．そして，石臼でひき，篩(ふるい)にかけて唐箕(とうみ)で夾雑物(きょうざつぶつ)を除去する．

□モグサの鑑別について**表1**に示す．

表1　モグサの鑑別

種　類	香　り	手触り	色	線　維	夾雑物	煙・灰	熱　感
良　質	芳香	柔らかい	淡黄白色	細かい	少ない	少ない	緩和
粗　悪	青臭い	固い	黒褐色	粗い	多い	多い	強い

□モグサの種類について**表2**に示す．

表2　モグサの種類

種　類	方　法	種　類
直接灸用モグサ	皮膚に良質モグサを直接のせる	散モグサ，切モグサ
間接灸用モグサ	皮膚と粗悪モグサを間接的にのせる	温灸，隔物灸，灸頭鍼

□線香は，タブの樹皮や葉，スギの葉の粉末を主原料とする．

□灸術について**表3**に示す

□モグサを使用しない灸法として，紅灸と漆灸があり，薬物の刺激を皮膚に与える．なお，灸術における刺激の強弱を**表4**に示す．

表 3　灸術の種類（灸痕の有無による分類）

灸痕の有無	種　類	特　徴
有痕灸	透熱灸	米粒大，糸状灸
	焦灼灸	イボ，ウオノメへの直接灸で，組織を破壊させ，痂皮形成後の治癒をもつ
	打膿灸	施灸して火傷をつくり，膏薬を貼付して化膿を促す．瘢痕治癒に約 1～2 カ月を要す
無痕灸	知熱灸	熱いと感じたら艾炷（がいしゅ）を消火もしくは取り除く
	温灸	輻射熱で温熱刺激を与え，棒灸，温筒灸，温灸器を用いる
	隔物灸	艾炷と皮膚の間に物を置く．ニンニク，みそ，生姜，塩，墨，ビワの葉など

表 4　灸術における刺激の強弱

強い刺激	弱い刺激
大きな艾炷	小さな艾炷
ひねりが硬い	ひねりが柔らかい
壮数が多い	壮数が少ない

B．灸のリスク管理 ―――――――― □□□□□

□灸痕（きゅうこん）の化膿のリスク管理について以下に示す．

原　因	・水泡の形成 ・灸痕部の痂皮の破壊 ・消毒の不完全，入浴や発汗 ・化膿しやすい体質 ・免疫能の低下
予　防	・艾炷は同一点に施灸する ・艾炷の形状を大きくしない ・掻破（そうは）しない
対策・処置	・反復して消毒する ・化膿した場合は，市販の軟膏を塗布する

□灸あたり（倦怠感や疲労，脱力感，頭重感，めまい，食欲不振，悪寒，発熱など）のリスク管理について以下に示す．

原　因	・発生機序は不明だが，主な原因は刺激過多と考えられている
予　防	・総刺激量を少なくし，十分な説明を行う
対策・処置	・安静臥床させ，少し眠るよう指示する ・症状と対処策の十分な説明を行う

C. 灸治効の基礎と灸療法の治効理論 ―― □□□□□

□熱痛の発生と特徴は，「第 13 章 はり理論」を参照いただきたい．

□同じ皮膚温でも，上昇していると温覚が生じ，下降中は冷覚が生じる．

□皮膚温が 30～36℃の間を無関帯といい，皮膚が 45℃以上に熱せられると熱痛を生じるが，ときとして冷覚が生じることがある．なお，15℃以下の冷刺激は冷痛が生じる．

□皮膚温が一定範囲内（30～45℃）で温度が下がると，冷受容器インパルスは増加し，温受容器インパルスは減少する

□温受容器は 40～45℃，冷受容器は 25～30℃付近でインパルス発射頻度がピークに達する．なお，冷受容器は 45℃以上でもインパルスを発する．

□鍼灸施術は 8 つの作用があり，それぞれ調整作用，誘導作用，鎮痛作用，防衛作用，免疫作用，消炎作用，転調作用，反射作用と呼ばれる．

□調整作用には，興奮作用と鎮静作用がある．興奮作用は機能低下している器官を興奮させ，鎮静作用は機能が興奮している状態を鎮静化させる．

□誘導作用は血管に影響を与え，血流を調節するものであり，患部誘導法と健部誘導法がある．

□患部誘導法は，患部付近を刺激し，血行障害に対して健康部から血流を誘導する．

□健部誘導法は，少し隔たったところを刺激し，充血または炎症部位の血液を別の場所へ誘導する．

□鎮痛作用は，内因性モルヒネ様物質もしくは下行性抑制などの機序を用いた作用である．
□防衛作用は，白血球や大貪食細胞を増加させ，治癒機能を促進させる作用である．
□免疫作用は，サイトカインや自律神経系に影響を与え，免疫能を高める作用である．
□消炎作用は，白血球の増加・遊走，病的滲出物の吸収を促進させる．
□転調作用は，自律神経失調症やアレルギー体質の改善と体質を強壮させる．
□反射作用は，反射機転を利用し，組織臓器の鼓舞もしくは抑制させる．
□灸施術は，血液凝固時間の短縮あるいは循環系への作用として，増血作用，止血作用，強心作用があるとされる．

D．関連学説 ―――――――――― □□□□□

□ノーバート・ウィーナーは，制御できないもの（天候など）の情報を求め，制御できるものを調節することサイバネティックスを提唱した．これは，生体に備わるフィードバック機構によって調整されている．
□サイバネティックスは，生体のゆがんだ平衡状態を調整しようとする機構であり，鍼刺激による反応もこれを利用する．つまり，刺激によるフィードバック機構により矯正するものと考えられる．
□クロード・ベルナールは，生存のために生体内の環境を一定に保ち維持するという考え（内部環境の恒常性）を提唱した．
□ウォルター・B・キャノンは，ホメオスターシスを環境の変化といった刺激に対し，生体が有利に応答する調節系として交感神経-アドレナリン系の緊急反応という考え方を言語化した．
□内部環境の恒常性保持機能の失調回復に対して，鍼刺激は物理刺激によって作用させると考えられている．
□ハンス・セリエは，汎適応症候群（ストレス学説）を提唱した．汎適応症候群では，生体への刺激により下垂体-副腎皮質系を介して内分泌系に一連の反応を起こさせる．

□生活環境は，さまざまな刺激となって生体に影響を与える．生体への刺激となるものを**ストレッサー**と呼び，この生体のゆがみやひずみなどの状態を**ストレス**という．

□生体がストレスを受けると，**副腎皮質**の肥大，**胸腺・リンパ系**の萎縮，**胃・十二指腸**の潰瘍という3つの様相反応を示す．

□ストレスは，生体への反応の時期として，第1期（**警告反応**期），第2期（**抵抗**期・**交絡感作**期），第3期（**疲憊**（ひはい）期）の3つの時期を形成する．

□第1期には，**ショック相**と**反ショック相**，**交絡抵抗期**がある．

□**ショック相**は，生体がストレッサーに直面した直後のことを呼び，**刺激抵抗性**の低下，**神経系**の抑制，**体温・血圧**の低下，**毛細血管透過性**の亢進，**筋緊張**の低下がある．なお，数分間から1日くらい続く．

□第1期のショック相の後を，**反ショック相**，**交絡抵抗期**と呼び，生体の防衛反応を呈す時期を示す．

□**反ショック相**では，副腎皮質刺激ホルモンにより副腎皮質ホルモンが増加し，ショック相と反対の状態へ向かう．なお，**体温・血圧**の上昇，**筋緊張**，**血糖量**の増加，**刺激**に対する抵抗性を増大させる．

□第2期は，**交絡感作**期と呼び，ストレッサーに対する**抵抗**を表す．

□第3期は，**疲憊**期と呼び，生体への刺激が長く強いと**適応**の反応を維持しきれず，**抵抗力**を失ってしまう．

□ウォルター・B・キャノンの**緊急反応**とハンス・セリエの**汎適応症候群**は，相互的に関連しあう．

□自律神経に過剰刺激が加わると，**血管運動障害**が起こることをレイリー現象という．レイリー現象は四大特性があり，**血管運動性**の障害，**非特異的**な刺激，**非恒常性**の病変，得られた障害の**拡散**がある．

□鍼刺激は，自律神経の緊張を高め，**局所**から**遠隔**に反応が及ぶ．

□**高木健太郎**は，圧発汗神経反射を発表した．発汗以外の反応もあるため**圧自律神経反射**ともいい，皮膚圧迫による交感神経反射が起こり，**圧迫**側は交感神経の**抑制**，**非圧迫**側は交感神経の**興奮作用**を示す．なお，圧反射は脊髄分節とは一致して現れない．

□**鍉鍼**，**粒鍼**，**毫鍼**は，圧刺激が加わっている．皮膚への圧刺激は，左右非対称の**筋緊張**や**自律神経**の変化を起こす．

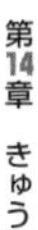

どこでもポケット
スタンダード鍼灸国試対策 下巻
【120分講義 Web 動画付き】

発　　行	2023年7月7日　第1版第1刷©
編　　集	医療系国試対策研究会
発 行 者	濱田亮宏
発 行 所	株式会社ヒューマン・プレス 〒244-0805　横浜市戸塚区川上町167-1 電話 045-410-8792　FAX 045-410-8793 https://www.human-press.jp/
装　　丁	五十嵐麻奈美
印 刷 所	株式会社アイワード

ISBN 978-4-908933-46-2　C 3047